シリーズ
専門医に聞く
「新しい治療とクスリ」

5

関節リウマチ

国立研究開発法人
理化学研究所・生命医科学研究センター副センター長
東京大学名誉教授
山本一彦
インタヴュー・構成 尾形道夫

論創社

はじめに

　さまざまな色彩に満ちた田園を背景に、2人の女性が横たわっています。そのデフォルメされた肉体は、それまでの画家の筆致とは違って、豊満さがより強調され、そんな表現から、強靭な精神性さえ感じられます。

　画家本人が「生涯において探究した絵画表現の総合的な作品」と自負していた「浴女たち（ニンフ）」というこの大作は、画家ピエール＝オーギュスト・ルノワールが亡くなる一年前の1918年に完成し、絶筆となった傑作です。肉感的な裸婦たちの姿を描いたこの作品は、ルノワール自身に「ルーベンスだって満足しただろう」と語らせたように、自信を持って世に問うたものでした。

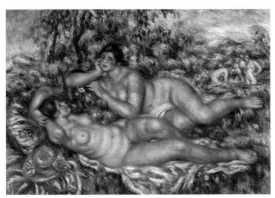

「Les baugnerses」1918-1919
油彩／画布 110cm×160cm パリ・オルセー美術館

この頃、ルノワールは重いリウマチに悩まされていました。左手の指は「亜脱臼」を起こし、特に人差し指は中指に巻きつくようなかたちに変形し、画家は変形した指と指の間に絵筆を挟んで布で固定し、キャンバスに向かっていたのです。初期の伸びやかな筆致から、細かく短い線を重ねながら描く画風に変わったのは、このリウマチの影響なのかもしれません。

　「父のからだは、日を追うごとに石のように固まり、硬直した手は何も握ることができませんでした。変形した指は、絵筆を握るというより摘んでいるようだった」と、その頃の父ルノワールの状態を、息子ジャン・ルノワールが書いています。

　当時はクスリといっても、やっと使われ始めた痛み止めのアスピリンくらいしかなく、その頼みのクスリも、この頃にはほとんど効かなかったと思われます。関節の変形は、手の指だけでなく足にも及び、すでに歩けなくなっていました。それらの痛みと不自由さに耐えながら絵筆を運んでいたのです。

　画家は言っていたそうです。「世の中にはたくさんの不愉快なことがあるけれど、芸術という素晴らしい世界が私にはあるから、この痛みに耐えられる」と。

　ルノワールが関節リウマチを発症したのは、47歳の時でした。しかし、彼はそんな病気に負けなかっただけでなく、自身が味わっている苦痛からは、とても想像できない明るい裸

婦像を次々に生み出していきました。彼の絵からは、生命や
ヴィーナスへの賛歌は聞こえても、痛みや苦しみは全く読み
取れません。

　最晩年のルノワールを描いた映画があります。「ルノワー
ル・陽だまりの裸婦たち」(ジル・ブルドス監督2012年)という
フランス映画です。浴女のモデルといわれる女優デデがルノ
ワールの居宅を訪れるところから始まって、どのように晩年
のルノワールが「浴女たち」などの作品を描き続けていたの
かを、印象派風そのままの周囲の風景とともに、きめ細やか
に描写しています。

　ルノワールは、歴代のモデルとなった女性たちと一緒に暮
らしていて、映画では、その女性たちが彼を浴槽に入れたり
して面倒をみています。ただ、デデだけは一切、そのような
ことには参加しませんでした。2人の関係が変わるのは、戦
争で負傷した次男ジャンが帰ってきてからです。ジャンはデ
デに恋をしますが、父ルノワールはそれが許せません。そし
て、父の創作意欲の源泉がデデだと知ったジャンが、ひとり
家を出て行くところで、映画は終わります。

　この映画では、リウマチの辛さの描写はほとんどありませ
ん。ごく淡々と、絵筆を布で巻きつけた右手がキャンバスを
走るだけです。

　ちなみにその後、次男ジャンはデデと結婚し、彼女の映画
を作ったのをきっかけに、「大いなる幻影」などで、戦前の
フランスを代表する映画監督となります。

5

今回、話をお聞きした山本一彦医師は、現在の関節リウマチ治療薬を「革命的なクスリ」と言います。一体どこが革命的なのか、そして、その恩恵を受けるには、どうしたらいいのかを、これから話していただきます。

　その前にさわりだけ。

　革命的というのは、関節リウマチとわかった患者の少なくとも 50 ～ 70％ が「寛解」という、痛みも関節の変形もなく、自分が関節リウマチ患者である自覚さえもなくなる状態に導かれるようになったからです。不治の病と言われた頃から見れば、まさに「革命的」なことが現実になっています。

　もちろん、関節リウマチの病態は様々で、どんどん悪化する悪性リウマチの患者もいれば、1 ～ 2 度の関節の腫れのあと、亡くなるまで病気が出てこない人もいます。一番多いのは、何度も症状が出て、その度に状態が悪くなっていくタイプですが、その場合でも、50 ～ 70％ の人が「寛解」に入ることができるようになったというのが、いまの関節リウマチの世界です。

　もし、ルノワールが今の時代に生きていたら、存分に自身の才能を発揮できていたことでしょう。そんな彼だったら、一体どんな絵を描いたのだろうか、どうしてもそんなことを考えてしまうのです。

（インタヴュー・構成）尾形 道夫

目次

はじめに──3

第1章 治療の目的が変わった──────────11
1. 関節破壊は発症当初から……13
2. 治療方針「ピラミッド方式」の崩壊……16
3. エース続々登場……18

第2章 関節リウマチという病気──────────23
～最新の検査と診断基準～
1. 朝のこわばりを見逃さない……25
2. 女性が男性の5倍も多い……28
3. なぜ関節が腫れて痛むのか……30
4. 関節リウマチの合併症……36
 a. 皮下結節
 b. 肺に起こる症状
 c. 目に起こる症状
 d. 貧血症状
 e. 骨粗鬆症
 f. 腎アミロイドーシス
 g. 手足のしびれ
5. 検査……38
 a. 問診・触診
 b. 血液検査
 c. 画像検査
 d. その他の検査
6. 診断基準……50
7. 診断がついたあとで……53

第3章 治療の目的は「寛解」──────────55
1. 臨床的寛解……57
2. 構造的寛解……61
3. 機能的寛解……62

第4章 薬物治療──────────67
～抗リウマチ薬と生物学的製剤～
1. 抗リウマチ薬……71
 a. 抗リウマチ薬一般の特徴
 b. メトトレキサート（リウマトレックス、メトレート）
 c. レフルノミド（アラバ）
 d. サラゾスルファピリジン（アザルフィジンEN）

8

e. ブシラミン（リマチル）
　　f. 新しい抗リウマチ薬─その1
　　g. 新しい抗リウマチ薬─その2
2. 生物学的製剤……91
　　a. 炎症を完全に止める
　　b. 炎症性サイトカインを抑える
　　c. 薬価と安全性
　　d. TNF-α阻害薬
　　e. IL6阻害薬
　　f. T細胞の働きを抑える
　　g. 不充分だったとき
　　h. 副作用を防ぐために
　　i. いつまで使うのか
　　j. 高価な薬価をどうするか
3. ステロイド（副腎皮質ホルモン製剤）……115
　　a. 毛嫌いするだけでいいのか
　　b. ステロイドの錠剤
　　c. 症状を抑える切り札
　　d. 副作用の抑え方
4. 非ステロイド性消炎鎮痛薬（NSAIDs）……122
　　a. COXという酵素
　　b. セレコキシブ（セレコックス）

第5章 部位ごとの手術療法 ——————— 127

1. 手術を受けるタイミング……130
2. 手術法は5種類……133
3. 肩の手術療法……134
4. 肘の手術療法……137
5. 手（手首）の手術療法……138
6. 手指の手術療法……140
7. 頸椎の手術療法……142
8. 下肢・股関節の手術療法……143
9. 膝の手術療法……146
10. 足（足首）の手術療法……148
11. 足指（足趾）の手術療法……149
　　a. 親指
　　b. 親指以外
　　c. 入院中などの注意

9

第6章 リハビリテーションと日常生活の注意 ——— 155

- 1. 物理療法〜痛みをとる……160
- 2. 運動療法〜機能を維持する……162
  - a. 上肢のエクササイズ〜関節可動域訓練が中心
  - b. 下肢のエクササイズ〜筋力を増大させるのが目的
  - c. 体幹のエクササイズ
- 3. 作業療法〜日常動作の機能を回復・維持する……168
  - a. 動作のやり方を考える
  - b. 自助具を使う
  - c. 家庭内環境を整える
- 4. 装具療法……173

終 章 患者と家族の人にむけて ——————— 179

- 1. 主治医は患者のあなた自身です……180
- 2. 上手に病気とお付きあいください……183
- 3. この病気の研究は進んでいます……184
- 4. さらに革命的なクスリが開発されます……185
- 5. 寿命も延びています……186
- 6. 医師たちが精神的にも支えます……189
- 7. 治療を続ければ、生涯の医療費は抑えられます……191

終わりにあたって —— 193

第 1 章

治療の目的が
変わった

むかし話から始めます。

　関節リウマチ患者の診療を初めて行なったのは、70年代
の後半、医師として現場に出てすぐのことでした。当時、こ
の病気の第一選択のクスリは「アスピリン」で、「はじめに」
にあったルノワールの時代とまったく同じでした。

　痛みの状態に応じて、クスリの量を増減していくのですが、
増やしすぎると、ほぼ確実につらい耳鳴りが起こります。耳
鳴りが起こらない範囲で、なるべく多い量を投与して痛みを
軽減し、生活を楽にするのが、当時のリウマチ治療の手法と
目的でした。積極的な治療として手術もありました。

　しかし、そのような治療をしても、不治の病である関節リ
ウマチの生命予後*は変わらないというのが、先輩から教わ
った関節リウマチの特徴でした。それに、若い医師だった私
が、一人の患者を何年にもわたって診続けることはありませ
ん。そこで、目の前の現実の課題である「痛み」のケアに懸
命になったのです。実際、アスピリンを代表とするエヌセイ
ズ（NSAIDs／非ステロイド消炎鎮痛剤）の効果は確かにあ
って、その日のうちに痛みは軽くなり、次の診察日にはかな
りの患者から「ずいぶん楽になりました」という言葉を聞く
ことができます。ただ、関節破壊を止める力はありませんの

---

* 生命予後〜一口で言うと、今後の病状についての医学的な見通しを予
後と言い、それに生命を重ねていますから、これから先の予想される寿
命と言っていいでしょう。がんなどの告知をされた時に、予後は1年程
度ですと言われることがありますが、その場合は余命という意味で、余
命という言葉が直接的で重いので、言い換えているにすぎません。

で、そのうちに様子が変わってきます。歩いて診察室に入室されていた患者が、杖をついて入ってくるようになったり、娘さんが介添えにつくようになったり……その姿を見るのは、医師としてかなり辛いものがありました。

どうしてそうなってしまうのか、関節の破壊を止めることはできないのか……長年感じていた疑問や思いに、最初に答えてくれたのが、少し畑違いの「エックス線画像評価法」という、地味な研究が積み重ねられた結果でした。

1. 関節破壊は発症当初から

X線画像は、その頃でも、患者の状態を把握するための重要な検査でした。ただ診ていたのは、その患者の症状の出ている関節のうち、もっとも症状が進んだ部分の関節だけの状態です。

痛いという関節をX線で撮り、その状態をⅠ～Ⅳのステージに分類します。その時、もし右の手首の関節が最も症状が進んでいて、骨が削られる「骨びらん」は見られたものの、関節の位置関係がおかしくなる「亜脱臼」という脱臼一歩手前の症状がなければ、全体としての関節破壊の程度はステージⅡとなります。以後、その右手首の状態が最もひどい状態なら、他の関節で骨びらんがどんなに増えても、ステージはⅡのままです。

これが「その時点で最も進行していた関節」で評価する「ス

タインブロッカーのステージ分類」です。なにより単純かつ簡便で、臨床の現場では使いやすいものでした。しかし「もっとも進んだ部分の病変」ですから、関節破壊の程度や病気の進み具合に鋭く反応するものではありません。

　そこで80年代の中頃から、全身の関節を細かく診てステージを分類する「ラーセン法」や「シャープ法」という新しいX線画像評価法が相次いで発表され、世界各地で実施されるようになったのです。

　各部位の関節を点数化する方法として、最初に採用されたラーセン法によるグレード分類は、全身すべての関節を「骨びらん」の状態によって0〜5点の点数をつけて評価します。スタインブロッカーにくらべると、詳細で、しかも基準となる写真があり、後で検証することも可能ですが、初期のうちから、もう一つの重要な所見である軟骨破壊を点数化できていないのが欠点でした。

　そこでシャープ博士は、両手と両足のX線写真をもとに、骨破壊では「骨びらん」を、X線では映らない軟骨破壊の指標には、「関節裂隙狭小化（軟骨が破壊されてその部分が少なくなっていれば、隙間はその分狭くなる）」を使って、どちらも4〜5段階で評価し、合計して数量化するという「シャープ法」を提唱しました。

　その後、この方法は、何人もの研究者からさまざまな改良方法が提唱され、対象にする関節、骨びらんスコア、関節裂隙狭小化スコアを見直した結果、関節リウマチにおける関節

破壊評価法の主流として、現在、用いられています。

　スコアをつけるときに、撮影時期が異なる2枚以上の画像を用意し、見比べながら手から足、左から右、末梢から中枢へと決められた順序で、1枚1枚比較して点数をつけていくことで、結果的に、両手両足の骨びらんスコアと、関節裂隙狭小化スコアを加えたものを「点数」として出していくのが特徴です。

　手間はかかりますが、画像を見比べながら合計の数値を見れば、全身の関節破壊がどのくらい進行しているかがわかります。つまり、関節破壊という状態をより詳細に分類し、その程度を数量化して評価できるようになったことで、関節破壊の進行をずっと鋭敏に捉えられるようになったのです。

　この新しい評価法が広く導入された結果、信じられないようなことがわかってきました。

　それまでは漠然とですが、この関節リウマチという病気は発症後10年くらい経ってから、徐々に関節が破壊されていくと、多くの専門医は思っていました。しかし、事実は全く違っていたのです。なんと、発症して2年以内という短い時期に、関節の破壊が最も進行していることが、多くの臨床事例とともに明らかになったのです。

　これは本当なのか……疑ったのはもちろんです。しかし、診断直後の関節のレントゲン写真を詳細に見ていくと、確かにびらんなどの変化が見られるのです。

その後も関節リウマチの世界では、それまでの常識がひっくり返る衝撃的な報告を何度も目にしましたが、その最初は、この「病気の発症直後から関節の破壊が始まっている」ということでした。

これは治療の内容に直結する認識に大きな変化を生みました。痛みを減らすことで患者の生活の質を上げることはもちろん重要ですが、それ以上に関節破壊の進行を抑えて変形を防ぎ、関節機能を保つことが重要で、そのための効果的な治療を発症直後からしなくてはならないことが、明らかになったからです。

この発症から２年以内の積極的な治療を行なう時期を、特に「ウィンドウ・オブ・オポチュニティ（好機の窓）」といって、治療効果を最も上げることが期待される、限られた時期として重要視するようになったのです。

2. 治療方針「ピラミッド方式」の崩壊

その頃のクスリは、エヌセイズ（NSAIDs ／非ステロイド消炎鎮痛剤）とステロイド、そして、切れ味が決して鋭いとはいえない抗リウマチ薬くらいしかありません。

組み合わせにも、セオリーがありました。最初にエヌセイズを使って関節の痛みを緩和し、効果が上がらなければランクが一つ上の、効果もあるが副作用もある抗リウマチ薬やステロイド薬に切り替えるか、エヌセイズに上乗せし、それで

も効果が上がらなければ、その上のほかの治療法を積み上げていくというやり方でした。この「ピラミッド方式」が王道の治療方針だったのです。

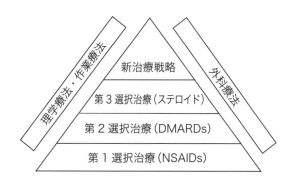

ピラミッド方式の治療方針は、ある程度の年数を経てから関節破壊が始まるという「常識」が前提となっていました。その常識が、完膚なきまでに否定されたのです。

また、最初にエヌセイズを使うのは、他のクスリに比べて副作用が少なく安全だという「常識」もあったからですが、アスピリンで耳鳴りのほか、高頻度で胃腸障害が起きたように、エヌセイズも副作用の少ない安全なクスリではないことも、明らかになってきました。つまり、新しい画像評価法は、それまでのいくつかの「常識」とともに、治療のピラミッドを根底から崩してしまったのです。

発症２年以内が特に重要ですから、最初にエヌセイズを使って、という生ぬるい方法は、もう採用できません。また、ステロイドでは関節破壊を充分に止められませんから、とに

かくすぐ、免疫反応に関わるリンパ球などの働きを抑えて、調節するように働く「抗リウマチ薬」を使い、リウマチの勢いを止めるということになりました。

ただ、当時の抗リウマチ薬は、効果がイマひとつな上、効き目が現れるのに3〜6カ月以上も時間がかかるので、その間の橋渡し（ブリッジ）として速効性のステロイドやエヌセイズを使って疼痛を緩和し、ステロイドは機を見て漸減させて、抗リウマチ薬単独に移行（ステップダウン）させていく「ステップダウン・ブリッジ」方式や、選択した抗リウマチ薬の効果が見られない時は、次々に別の抗リウマチ薬に切り替えていくという「鋸歯状方式」（その後、時間がかかり過ぎるのでこの方法は採用されなくなりました）が、80年代末から主流となったのです。

3. エース続々登場

とはいえ、臨床の現場は悩みの只中にいました。なぜなら、使わなくてはいけない抗リウマチ薬に、効果が高く、切れ味の鋭いものがほとんどなかったからです。

当時の抗リウマチ薬は、貴金属の金を治療薬とした「注射金製剤＊」が主流で、効果がある時でも半年から1年はかかり、根気強く付き合わなくてはいけないクスリでした。しかも全員に効果があるわけではないので、とりあえず使うけれど、何か物足りない、そんな時代がしばらく続いていたのです。

第1章 治療の目的が変わった

　変化があったのは、90年代に入り、日本で開発した免疫機能を正常化させる「ブシラミン」が使われるようになってからです。それとともに抗リウマチ薬の種類も少しずつ増えてきました。それでも効果が発現するまでにやはり時間がかかり、充分に効果のあった患者の数は、多くない状況に変化はありませんでした。

　そんなモヤモヤを一気に晴らしてくれたのがMTXこと、「メトトレキサート」の登場です。このクスリは抗がん剤として開発されたのですが、80年代後半に関節リウマチ治療薬として米国で認可され、すぐに第一選択薬として使われました。その効果を知って、希望する患者には保険外で使っていたのです。

　米国の許可から遅れること約10年。1999年に、やっと日本でも使えるようになりました。それが関節リウマチ用に開発された薬品名「リウマトレックス」です。

　使ってみて、すぐにこのクスリの素晴らしさに気がつきました。何より切れ味がよく、患者の2人に1人が1〜2カ月で効果が現れ、その効果を患者自身が感じられ、医師が診てもはっきりとわかり、検査しても数値でわかるという、それ

───────────────

＊注射金製剤〜もっとも古い抗リウマチ薬の一つ。金の有機化合物が原料で、どういう風に効くのかはわかっていませんが、金製剤が細胞に取り込まれると、炎症を引き起こす酵素の分泌が抑制され、腫れや痛みが軽減するのだろうと考えられています。肝障害やかゆみなどの副作用があるので、定期的な検査が必要です。

19

までにないものでした。しかも、症例数は少ないものの、臨床家の夢だった「寛解」を現実のものにしてくれることもわかりました。

ただ、メトトレキサートは、決してのみやすいクスリではなく、間質性肺炎などの副作用もあります。そして、それ以上に突きつけられた課題は、このクスリで明らかな効果のなかったおよそ半分の患者に対して、この先どのように治療していくか、ということでした。

だから、その頃欧米で使われ始めた新薬が、1日も早く日本でも使えるようにならないものかと、熱い思いで見つめていました。この新薬は、それまでのクスリと考え方も作り方も違い、化学的に合成するのではなく、バイオテクノロジー技術を駆使してバクテリアや培養細胞に作らせるものです。それで「生物学的製剤」と称されていました。しかも、炎症反応に関係する物質だけをピンポイントで抑えてくれますから、効果が高い上に、副作用も少ないと評判でした。

日本で認可されたのは2003年で、メトトレキサートにも驚かされましたが、この生物学的製剤にはさらに驚かされました。それまでふっくら腫れていた関節の腫れが、急速に引いていくのです。こんなことは初めてで、これらの新薬を上手に組み合わせれば、多くの患者を「寛解」に導くのも、あながち夢ではなくなったと感じたものです。

今、この生物学的製剤が開いた新しいクスリの世界で、世界中の研究者が、日夜開発に取り組んでいます。時間はしば

第1章 治療の目的が変わった

らくかかるでしょうが、今のクスリよりもさらに優れた新薬が開発されることは間違いありません。

　関節リウマチの治療は、この20年間で急速に進みました。その一つの象徴が、関節リウマチかな？　と思った患者が最初に訪れるのが整形外科ではなく、リウマチ内科になったことです。外科から内科へ、こんな劇的な変化を遂げた疾病は、ほかにありません。

　もちろん、関節リウマチの治療やケアが、クスリと手術、そしてリハビリテーションという3本柱で進んでいくことは、今もむかしも変わりません。素晴らしいクスリが出てきた一方、関節の変形に苦しんでいる患者が少なくないことも、直視しなくてはならない現実です。そして、その人たちの暮らしを支える装具や人工関節なども日々着実に進歩しています。

　この章のタイトルを、「治療の目的が変わった」としました。その理由は、痛みを抑えるこれ迄の疼痛ケアから、早期に治療をして、多くの患者を「寛解」に導くことに、関節リウマチ治療の目的が明らかに移ったからです。

　米国の研究者は、メトトレキサートと生物学的製剤を使えば、患者の7割を寛解に導くことができると言っています。事情は日本でも全く同じで、関節リウマチの治療はそこまで進歩しているのです。

　医師が目指しているのは、患者全員の「寛解」です。そして、さまざまな理由で症状が進んでしまった患者には、なるべく

21

不安と苦痛の少ない治療で暮らしやすい状態になってもらうこと、そんな方法も含めた新しい関節リウマチ治療の世界を、これから紹介していきます。

第2章

関節リウマチという病気
～最新の検査と診断基準～

早期診断、早期治療が重要というのは、あらゆる疾病に共通することで、関節リウマチも例外ではありません。それどころか、早期治療の手段が整ってきた現在、どの疾病よりも早期診断、早期治療が望まれている病気かもしれません。

　そこで重要になるのが、関節リウマチに直結する自覚症状を見逃さない、ということです。

　関節リウマチは、「ウィンドウ・オブ・オポチュニティ（治

コラム

最初にどの診療科にいけばいいのか

　関節リウマチを診療する科は、医療施設によって多少違っています。整形外科や内科が一般的ですが、出来れば、リウマチ患者を数多く診療した実績のある、最新の治療に精通した専門医のいる「リウマチ科」がいいでしょう。多くは整形外科、内科やリハビリテーション科に併設されています。

　もし自分の状態に不安を感じているのなら、リウマチの専門医に診てもらってください。早期であればあるほど診断が難しく、豊富な経験と治療経験がなければ見逃してしまう可能性が高いからです。ちなみに関節リウマチの専門医は「日本リウマチ学会」が認定するリウマチ専門医、指導医、「日本リウマチ財団」のリウマチ登録医になっていることが一つの目安で、どちらもホームページで地域別に検索できるようになっています。

・日本リウマチ学会 リウマチ専門医・指導医名簿検索
　http://pro.ryumachi-net.com
・日本リウマチ財団 リウマチ登録医の所属する医療機関
　http://www.rheuma-net.or.jp/rheuma/rm150/list/index.html

第2章 関節リウマチという病気

療好機＝治療効果がもっとも高い限られた時期）」といわれる発症してから2年間の治療が、もっとも大切な病気です。

しかし問題はいくつかあって、正確な早期診断が重要視されているにもかかわらず、必要な検査項目が、普通の健康診断の対象になっていないものが多いということが一つ。

二つ目は、診断基準が、ある数値がこれ以上だったら、「関節リウマチ」と診断できるものではなく、いくつもの数値や状態を、専門医が総合的に判断して診断するということ。

そして三つ目は、早期であればあるほど、似た症状を示す病気もたくさんあり、その鑑別診断に専門知識と経験が必要になる、ということです。

いずれにしても、可能な限り、専門医の意見を含めた診療が重要になります。患者自身が感じる自覚症状の見定めが何より大切で、関節リウマチがどのような性格を持った病気なのかを知ることが不可欠になります。

1. 朝のこわばりを見逃さない

診察室で、もっともよく聞いた最初の自覚症状は、「朝起きたあと、なんとなく手の指などが動かしにくく、何か変だと思っているうちに、手の指や手首の関節が痛くなってきた」ということでした。

この「動かしにくい」と感じるこわばりは、ふつう1〜2時間続きます。痛む箇所は、親指から小指までの付け根の関

25

節（第3関節）と、その上の関節（第2関節）です。この異常も、ある日突然ではなく、「何かおかしい」と感じているうちに、だんだんと痛みが出てきて、1週間もすると腫れてきて、これは「イターイ！」というようになってきます。

　初期の自覚症状で見逃してはならない箇所がもう一つ、それは足の指の症状です。手の指と同様に、それぞれの付け根の関節が腫れてきて、起きてすぐ歩くと、足の裏に、砂利道でも歩いているような、不快な痛みを感じることがあります。この状態を放っておくと、足指の関節が脱臼や変形を起こし、後になって大変厄介な歩行障害につながることになります。

　このように、関節リウマチの最初の症状は、手や足の指の小さな関節に炎症が起こって、腫れたり痛んだりすることが最も多いのです。朝起きた時に、今まですっと入っていた指輪が入らないとか、手の指が曲がらないなどの関節のこわばりがしばらく続くと、痛んでいる関節が赤くなって腫れて、熱っぽくなってきます。特徴的なのは、この腫れや痛みがいくつかの関節で同時に起こり、ほとんどの場合、右の手と左の手というように、左右対称に起こることです。

　動かした時だけではなく押すだけで痛く、動かさなくてもジンジン痛むこともよくあります。こわばっている時に、重いものを持った時に手の指が曲げられなくなり、拳が開けられなくなることもあります。

　指の関節の腫れ方にも特徴があって、関節の腫れが滑らかな紡錘形をしていて、そこに触ると熱っぽく、押すと柔らか

くブヨブヨしているような感触もあります。

　人によっては体がだるくなったり、食欲がなくなったり、夕方に微熱が出て気付く場合もありますが、そのような症状はこの病気だけに限りませんので、関節リウマチと診断され

コラム

関節リウマチの初期症状

　以下の症状に気がついたら、すぐにリウマチの専門外来へ行くようにして下さい。

　1. 手の感覚が鈍くなって、厚い手袋をはめているように感じる
　2. 手の指がむくんで、指輪が外しにくい
　3. 朝、起きたときに関節がこわばっている感じがする
　4. 手の指の真ん中の関節が腫れて痛い
　5. 関節の腫れに触ると柔らかくて弾力がある
　6. 箸や歯ブラシが使いにくい
　7. 服のボタンがかけづらい
　8. コップや茶碗をよく落とすようになった
　9. 庖丁がうまく使えない
　10. 手首や肘が痛くて力が入らない
　11. 重いものが持てない
　12. 膝が痛い
　13. 足の親指が外反母趾になって痛む
　14. 長時間座っていると、足の関節がこわばってしまう

　　　特にこのような関節症状が6週間以上続いた場合は要注意です。

　注意したいのは、「こわばり」や「腫れ」が、1週間以上続くことです。「こわばり」の具体例は2、6、7、9です。また、転んだとか、ぶつけたなどのようなはっきりした原因が思い当たらないのに関節痛（関節の痛み・腫れ・違和感）が続く時にも、早めに受診してください。

た後に、「そういえば、あの症状もリウマチから来ていたのか」
と感じることでしょう。

　このように多彩な症状が起こるのも、関節リウマチの症状
の根底に免疫異常があるからです。そのために疲れやすくな
り、食欲がなくなるなどの症状も見られるのです。

　最初から、血管や皮膚、肺、あるいは全身がやられる人も
います。こういう場合は特に「悪性関節リウマチ」として別
扱いされますが、発症数は少なく、関節リウマチ全体の５％
ほどです。

2. 女性が男性の５倍も多い

　報告によって多少違いますが、関節リウマチの患者数は、
およそ男性１に対して、女性５といわれています。それも、
30歳〜50歳代の発症が約７割と一番多く、高齢者の病気で
はなく、働き盛りの女性を襲う病気なのです。

　この病気にとって性別は大きな因子で、その原因はわかっ
ていないものの、少なくとも性ホルモンとは大いに関連があ
るといわれています。いい例がピルで、経口避妊薬（女性ホ
ルモン剤）をのんでいる何十万人を追跡調査したところ、の
んでいる人はのんでいない人より、関節リウマチになる割合
が明らかに低いことがわかっています。

　また、女性でも高齢になって初めて症状が出てくる場合は
男性との比率が縮まり、男性１に対して女性1.8くらいにな

ってきます。つまり、更年期を過ぎて性ホルモンの影響が少なくなると、男女比が接近することがわかります。このことからも、関節リウマチの発症に性ホルモンが関係していることは確かだろう、と言われているのです。

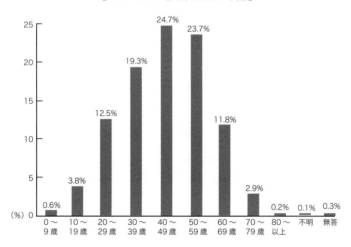

[リウマチと診断された年齢]

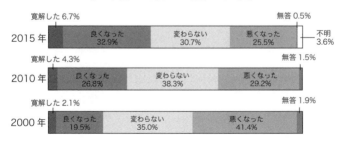

[1年前と比較した現在の症状]

(日本リウマチ友の会「リウマチ白書」2015年版より)

3. なぜ関節が腫れて痛むのか

　関節リウマチが、自己免疫疾患と考えられる要因は、かなりあります。自己免疫疾患は、何らかの原因で、自分の体そのものに対する抗体やリンパ球ができてしまい、それが身体中の関節に炎症を起こし、腫れや痛みなどのさまざまな症状を引き起こす病気で、関節リウマチは、この自己免疫疾患、

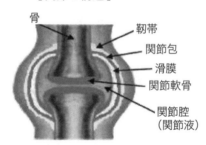

[関節の構造]

骨　靭帯　関節包　滑膜　関節軟骨　関節腔（関節液）

コラム

関節リウマチという病名

　以前は「慢性関節リウマチ」といいました。しかし、クスリなどがよくなって、必ずしも慢性にならない人が出てきたこと、「慢性」という言葉が患者に与える印象がよくないこと、元々の英語のリウマトイド・アルスリティスという言葉に「慢性」という意味がないことなどから、平成14年に、慢性を削除して「関節リウマチ」と呼ぶことが、日本リウマチ学会で決まりました。

第2章 関節リウマチという病気

すなわち膠原病の一つなのです。

　指の関節が腫れるのは、多くの場合、関節を包んでいる関節包の内側にある滑膜で間違った免疫反応が起こり、炎症を起こしたからです。

　ヒトの体には、滑膜を有する可動性の関節が68個ありますが、これらはすべて関節包という袋に覆われていて、骨と骨を繋いでいます。この関節を動かすことで、歩いたりしゃがんだり、日常生活に必要な動作が可能になります。そして、固い骨どうしが直接触れ合わないように、骨の端には軟骨が、骨と骨の隙間の関節腔の中には滑液があって、関節を滑らかに動かすクッションと潤滑油の役目を果たしています。この滑液を作っているのが、2〜3層の薄い細胞と、その下部組織からなる、関節包の内側にある滑膜なのです。

コラム

膠原病とは

　「膠原病」とは、真皮・靭帯・腱・骨・軟骨などを構成するタンパク質であるコラーゲンに、全身的な障害・炎症を生じる様々な疾患の総称です。関節リウマチは代表的な膠原病ですが、関節リウマチ単独でその他の膠原病すべて合わせたよりも患者数が多く、その他の膠原病に比べると皮膚や内臓病変が少なく、関節症状が主体になることで、比較的最近まで整形外科医が治療の中心にあったことから、他の膠原病とは区別されることが多かったのです。

　いずれにせよ、関節リウマチとその他の膠原病は、共に自己免疫が病態背景にあるため、合併することは稀ではありません。

免疫反応が関節で起こると、炎症が起こって関節炎になり、痛みやこわばり、腫れという症状が出ます。そして、活性化したリンパ球やマクロファージなどの免疫細胞が滑膜に集まって、炎症を引き起こすインターロイキンやTNF−α、プロテアーゼなどを作り、その結果、滑膜の細胞をあたかも腫瘍のように、異常に増殖させてしまいます。さらに、パンヌス*と呼ばれる肉芽組織が関節軟骨や骨に浸潤して、このパンヌスからいろいろな酵素が分泌されて、軟骨の表面が溶け、骨を溶かす細胞（破骨細胞）が活性化され、骨が破壊されていきます。これが「骨びらん」です。

　炎症によって滑膜細胞が増殖すると、表面が絨毛状になった関節包のなかで、滑液がたまり始めます。また、滑膜細胞の中で増えた破骨細胞は骨を破壊し、骨粗鬆症を起こします。その一方で、増殖した滑膜細胞はパンヌスとなって軟骨を覆うように広がり、軟骨を侵食していきます。そして、軟骨がすっかりなくなってしまうと、骨どうしがこすれ合うようになり、最後には結合してしまいます。これが「強直」といわれる状態です。

　そして、炎症によって滑膜で増えた破骨細胞によって「骨びらん」が始まり、さらに進行すると、関節がうまくかみ合

───────────────

*パンヌス（肉芽）〜「一枚の布」という名のように、滑膜細胞が増殖して作られた組織で、絨毛状に広がって、軟骨や骨を侵食していきます。これまでは、パンヌスを根本から取り除くことができませんでしたが、現在ではパンヌス自体を抑制することができるようになりました。

わなくなる「亜脱臼」や「脱臼」を起こします。つまり、増殖した滑膜は骨や軟骨、靱帯を侵食して壊し、関節を変形させて、関節を1本の骨のようにして、機能させなくすることもあるのです。

痛みは、変形した関節を動かすことでも起こりますし、炎症時に分泌されるプロスタグランジンやサブスタンスp、ヒスタミンなどの痛み物質によっても引き起こされます。

こうして間違った免疫反応が起こると関節炎になり、さらに軟骨や骨が壊れて減少すると、関節の動きがスムーズにいかなくなります。痛みや腫れ、こわばりはこうして起こるの

コラム

関節リウマチの進行

ステージ1：関節の内側を覆う滑膜が、炎症を起こして腫れ上がるので、関節全体も腫れます。

ステージ2：滑膜の細胞が増殖し、パンヌス（肉芽）を形成し、軟骨の表面を覆います。

ステージ3：軟骨は肉芽によって破壊され、消失します。肉芽はその後、骨を侵食し、袋状の嚢胞をつくります。

ステージ4：骨の破壊が進んで、骨と骨がくっついてしまい、骨が溶けて離れ、ブラブラになることもあります。

発症して3年ほどの人の手首をレントゲンでみると、関節と関節の間が狭くなり、骨びらんもあって、骨が溶け始めています。発症して11年以上になると、骨と骨がくっついてしまいます。もう手首は曲がりません。このようにして進行していきます。

です。

　病気が進行して、骨が破壊され、炎症のために骨全体のカルシウムが減ったり溶けたりすると、骨のそばにある靭帯や腱も侵されて、ついには切れてしまいます。関節リウマチの患者に外反母趾や歩行障害が多いのも、足の靭帯や腱が切れたからで、最初のうちは足の裏が妙な違和感がするだけですが、そのうちに、足指が山形に盛り上がる「立ち指変形」が起こり、そこに親指が重なってきます。こうなると靴を履くだけで痛く、立っているだけでも苦痛です。

　さらに、痛みを我慢したまま充分な治療をしないでいると、全身の関節に症状が出て破壊や変形が進み、ものが掴めなくなり、瓶の蓋の開閉や、タオルを絞るなどの回転させる動作もできなくなります。小さな段差でもつまずいて、日常生活がどんどん不自由になっていきます。関節の線維化、骨化が起こって、骨どうしがくっつき、首の骨の最上部がずれて亜脱臼を起こし、体の自由がきかなくなってきます。

　このほかに、患者の60％にみられる貧血や、内臓や目に症状が出る合併症や関節外症状も患者を苦しめます。それらは、この病気そのものの炎症の結果として出てくるものもあれば、病気の進行によって起こるものもあります。

　このように、関節リウマチはなかなか難しい病気ですが、原因は、関節の滑膜の下部組織に、リンパ球やマクロファージがたくさん集まってきて、そこで免疫反応が起こっていることです。異論もありますが、私はリンパ球の中のT細胞が

第2章 関節リウマチという病気

特に悪さをしているのだろうと考えています。

　関節リウマチの症状をまとめると、次のようになります。

　主な症状は、関節の痛みや腫れ、朝のこわばりです。左右対称に複数の関節で起こることが多く、腫れている部分は軟らかいことが特徴です。90% 以上の人が手や足の指の関節に症状を認め、膝、肘、肩、足首などにも痛みが出ます。特に、上肢の関節に強く出る傾向があり、膝や足首では腫れている感じや、熱を持っている感じも症状として多く出ます。

　手の指は、第1関節に症状が起こることは稀で、第2関節や指の付け根の関節に症状が多く出ることが特徴です。ただ、背骨では第1及び第2頸椎以外には影響が出ません。

　家系調査では、三親等以内では関節リウマチが発症する率が高く、33.9% という報告があります。また、一卵性双生児の一方が関節リウマチの場合、15 〜 30% の確率でもう一方もリウマチになり、二卵性双生児では7% 程度といわれています。つまり、病気そのものが遺伝するわけではありませんが、遺伝的素因も関与することが示唆されています。

　もう一つ重要なことは、関節という言葉が病名についていますが、関節以外の臓器にも障害が併発し、その結果、寿命が短くなることです。

35

4. 関節リウマチの合併症

a. 皮下結節〜リウマトイド結節（リウマチ結節）ともいい、肘や膝、かかとなど、骨が出張っていて圧迫を受けやすいところにでき、痛みのない直径1〜2センチほどの硬いシコリです。10〜25%の患者にみられ、自然に消えて小さくなりますから、特段、治療の必要はありません。

b. 肺に起こる症状〜「胸膜炎」「間質性肺炎」「肺線維症」が代表的な肺の合併症です。胸膜炎になると肺に水が溜まって熱や咳が出て、胸痛を感じます。肺胞と肺胞の間の結合組織が炎症を起こす間質性肺炎も、約10〜30%の患者に合併して起こる自覚症状に乏しい厄介な肺炎で、細菌性の肺炎とは違い、抗生剤が効きません。この病気が長引くと、間質が線維化して硬くなり、そのために酸素交換が不充分で息切れする肺線維症が起こります。間質性肺炎は治療薬メトトレキセートの代表的な副作用でもあり、CTを撮ると半数以上の人に何らかの肺の障害を引き起こしていることがわかります。

＊シェーグレン症候群〜スウェーデンの医師ヘンリック・シェーグレンが発見した自己免疫疾患のひとつ。涙腺の障害によるドライアイや、唾液腺の障害によるドライマウスが主症状、1対14で女性に多く、ピークは40〜60歳代。

c. 目に起こる症状〜眼球の最も外側の強膜が炎症を起こしたり、角膜が充血したり、目が痛んで視力が落ちるなどの症状が出ます。さらにシェーグレン症候群＊を合併すると、涙液が減って目が乾き、ゴロゴロしてきます。日本リウマチ友の会のアンケートでは、乾燥性角結膜炎やドライアイの人が約40％いて、同時に口も乾く人が多く、同じアンケートでは33％がその症状を訴えていました。

d. 貧血症状〜血液中の鉄分が不足するだけでなく、鉄分を吸収する能力が低下するため、貧血が起こりやすくなります。

e. 骨粗鬆症〜患者の背骨や足の付け根の骨折リスクが、同世代の人に比べ約２倍と高いのは、骨粗鬆症の合併が多いからです。関節リウマチで身体機能が障害されている上に、炎症のある関節のまわりで骨の吸収が進んで、治療薬のステロイドなどのクスリが骨粗鬆症を促進することが原因とされています。骨折を起こすと、生活や仕事がつらくなり、背骨や大腿骨の付け根の骨折の場合は、寿命の短縮にもつながります。

f. 腎アミロイドーシス〜関節リウマチの炎症がなかなか落ち着かない時、腎臓にアミロイドという異常なタンパク質が蓄積されて、尿中に大量のタンパク質が漏れ出すことがあります。これが腎アミロイドーシスです。タンパク尿や血尿、

37

腎不全などの腎症状を起こします。腎臓だけでなく、消化管にも蓄積して長期間下痢が続くほか、下痢と便秘を繰り返す消化器症状も起こします。さらにこのアミロイドは、心臓に沈着して不整脈や心不全を、甲状腺に沈着して甲状腺機能低下症を引き起こすこともあるので、注意しなくてはなりません。

g. 手足のしびれ〜これも多い症状です。

5. 検査

診断検査	血液検査	RF（リウマトイド因子）、IgG-RF、抗ガラクトース欠損 IgG 抗体（CARF）MMP-3、抗 CCP 抗体
	その他の検査	関節 X 線、関節シンチグラム、関節 MRI、関節エコー、関節液検査、関節鏡検査
判定検査	血液検査	赤血球沈降速度検査（ESR）、CRP、RF、MMP-3、ヒアルロン酸、血清アミロイド
	その他の検査	関節 X 線、関節 MRI
予後予測検査	血液検査	ESR、CRP、RF、MMP-3、抗 CCP 抗体 HLA-DR4
	その他の検査	関節 X 線

これらが関節リウマチの診断で使われる臨床検査です。

a. 問診・触診

初診の時、症状が出てから 1 年以上経っていたら、1 回の

診察で、ほとんどの場合、関節リウマチとわかります。

しかし、手や足の関節に痛みや腫れているだけで来られた時は、変形性関節症などの可能性もあり、痛みの症状を軽くするだけの弱い薬で、しばらく様子をみることになります。関節リウマチと確定するまで、強力なクスリは出したくありません。

すると、痛みに対応するだけで治ってしまう人もいるし、典型的な関節リウマチになる人も、リウマチ以外の膠原病やリンパ腫、白血病の初期という人も、変形性関節症や腱鞘炎という人もいます。

診察自体は簡単なものです。まず問診で、いま悩んでいる症状を詳しくお尋ねします。それは、検査で現れる数値結果だけでは関節リウマチと確定できにくく、ほかの病気との鑑別が、難しい病気だからです。自覚症状や、患者自身の健康状態についての情報が重要になります。

問診では、主に「いつから、どの関節が、どのように痛むのか」という症状や、これまでの病歴、つまり既往歴や家族歴を尋ねますので、その時までに整理しておいて下さい。

また、些細なことでも「こんなことは関係ないだろう」と勝手に判断したり、「たいしたことはないから止めておこうと思わないで、感じているすべてを医師に伝えるようしてください。

問診の項目は、おおむねつぎのようなものです。

• 朝、手がこわばるのか、それも1時間以上続くのかどうか、

関節は2つ以上腫れているか、特に手の関節が腫れている
か、左右対称に症状が出ているか、手首や膝、肘の外側に
硬いしこり（リウマトイド結節）ができていないか

- どこの関節にどのような症状があるのか
  〜こわばりや痛み、腫れなどの症状を可能な限り具体的に
- その関節の症状はどのような状況の時に感じるのか
  〜朝、起きた時なのか、何かの動作を始めた時なのか
- その関節の症状はいつごろから現れたのか
  〜どれくらいの期間続いているのか
- 全身の症状、具体的には易疲労感（疲れ易さ）や倦怠感、
  熱感、食欲不振など、関節以外に気になる症状はないか
  〜ある場合は、いつ頃から始まって、どの位続いているのか
- 血縁の中に関節リウマチや膠原病の人はいないか
- これまでにかかった病気と、今現在、治療中の病気は何か
  〜その治療内容も併せて
- 服用中の薬剤があれば、その種類と服用期間など
- 薬物アレルギーがあれば、その薬剤の名称
- 妊娠の有無と出産経験の有無〜妊娠は可能性も含めて

　その後、腫れて痛んでいる関節の具合を、実際に触れて診
察します。あやしいとなれば、血液や尿を採って、リウマト
イド因子の免疫異常を示す抗体がないかどうか、赤沈（赤血
球沈降速度）などで炎症反応が起こっていないかどうかを調
べます。

第2章 関節リウマチという病気

b. 血液検査

　血液には病気を確定したり、病気の程度を調べたり、他の病気と判別できたり、関節リウマチの診断や治療にとって、有益な情報がたくさん含まれています。

　初診時の、関節リウマチかどうかを診断するための血液検査では、免疫異常を示すリウマトイド因子、抗CCP抗体、抗核抗体があるかどうかを、また、体内の炎症の程度を示す赤血球沈降速度、CRP、MMP-Sの程度が中心になります。この血液検査は、病気の診断ではもちろん、治療が始まった後の病気の勢いや体調の管理などにも、いろいろと役に立ちます。

① リウマトイド因子（RF リウマトイド・ファクター）

　関節リウマチ患者の約70～80％の人にみられるリウマトイド因子は、免疫反応で重要な働きをする免疫グロブリンG（IgG）に対してできた自己抗体です。「リウマチ反応」とも呼ばれ、必須の検査ですが、膠原病や肝臓病でも、また健康な人でも1～5％は陽性となりますから、これだけで関節リ

● リウマトイド因子と考え方

正常値	陰性	19mg/dl 以下
やや高い	陽性	20mg/dl 以上
関節リウマチの可能性を検討	陽性	40mg/dl 以上
関節リウマチの可能性を前提に、他の疾患も鑑別する	陽性	100mg/dl 以上
関節リウマチの可能性を前提に、関節破壊がないかを含め精査する	陽性	300mg/dl 以上

ウマチと診断することはできません。また、病気の初期には陽性率が低く（発症2年未満の陽性率は約50%）、全体の20〜30%は陰性のままですから、この検査で陰性だったとしても、関節リウマチではないということにもなりません。

診断という意味では、あくまでも目安という位置付けですが、数値とリウマチの重症度はかなり比例していることがわかっています。数値が高いほど関節の変形が進みやすい傾向がありますが、クスリが効いてくれば数値が下がってきます。

また、リウマトイド因子の検査として、1985年に発見された抗ガラクトース欠損IgG抗体（CARF）を測ることもあります。この検査では、早期でも陽性率が高まる（発症2年未満の陽性率75%）といわれています（陽性6AU/ml以上）。

② 抗核抗体

初診の時に必ず抗核抗体を調べるのは、関節リウマチによく似た他の膠原病と鑑別するためです。関節リウマチでも20〜30%は陽性になりますが、その値は通常低く、高い値の場合は全身性エリテマトーデスや強皮症、多発筋炎・皮膚筋炎、シェーグレン症候群などの膠原病が疑われます。健康な人でも4%、女性や高齢者ではさらに高率の陽性になります。

③ 抗CCP抗体（抗シトルリン化抗体）

関節リウマチの診断で、いま最も適確で重要なのが、2007年から健康保険の適応になった抗CCP抗体検査です。

通常では、体内の自己のタンパク質は免疫反応の対象の抗原になりませんが、シトルリン化などの変化をすると抗原に

第2章 関節リウマチという病気

なります。実際、関節リウマチ患者の炎症を起こした滑膜を調べると、「シトルリン化タンパク」という物質が存在していて、そのために血液中に抗CCP抗体が増えてくることがわかりました。CCPとは、環状シトルリン化ペプチド（ペプチドはタンパクの一部分）の略で、検査のため人工的に作られたものです。

　抗CCP抗体の有無は、関節リウマチかどうかを識別するための必要不可欠の検査です。ただし、関節リウマチの人でも20～30％は陰性で、陰性の人たちは、陽性の人とは違うメカニズムや原因で発症したかもしれないと考えられています。

　しかも「診断基準」で、関節リウマチと特定される数年前から陽性となっているケースもあり、早期発見や早期治療には欠かせない検査です。診察時で「リウマチ診断基準」に満たない症状の患者でも、この抗CCP抗体が陽性なら、リウマチである可能性が高くなり、その時に、もしリウマチらしい症状が多少なりともあれば、関節リウマチの第一選択薬であるメトトレキサートを投与する病院も少なくありません。それほど関節リウマチと関連が深いのです。

　さらに、初診時に抗CCP抗体が陽性であるか否かが、その後の関節破壊の程度を大きく左右することもわかっていて、診断時に骨びらんがすでに進行していて、その後の経過が急であることも多いといわれています。

　以上の3項目が、関節リウマチであるかないかを診断する

43

ために大切な項目です。

次は病気の勢い（病勢）や炎症の度合いを調べる項目です。

④ 赤血球沈降速度（ESR）検査

「赤沈」と言います。静脈から採った血液に、固まらないように抗凝固剤を入れ、細いガラス管に入れておくと、赤血球は重いため下に沈み、上には透明な血漿部分が分離します。この血漿部分の厚さを測って、血液中の赤血球が1時間にどのくらい沈むかを見る、古典的な炎症反応検査です。

炎症があると、早く沈みます。正常値は男性10ミリ、女性20ミリ以内で、数値がこれ以上の時、関節リウマチが疑われます。ただ、貧血でも感染症でも、がんや腎不全、さらには妊娠していても、この値は上がるので、赤沈だけでは関節リウマチの炎症とはいえませんが、炎症のレベルに応じて数値が上下しますので、病気の程度やクスリの治療効果をみるには有用です。関節リウマチの場合、治療していないと50ミリ前後、重症になると100ミリ以上になることが多くあります。

⑤ CRP（C反応性タンパク）検査

リウマチの勢い、つまり炎症の強さを表わすもっとも重要な検査値です。いろいろな病気で入院の経験がある人には、おなじみかもしれません。

CRPは肝臓で作られる特殊なタンパク質で、体内に炎症や組織の破壊が起こると、2～3時間で急激に増えます。だから、関節リウマチだけでなく、炎症や組織破壊の有無や程度を調

べるために、病院では広く行われている検査です。

　しかも、赤沈が数日から数週間の変化を反映するのに対し、CRPは1日単位の病気の変化を示すので、赤沈と併せて、この2つの数値の動きを見れば、数週間前から現在までの関節リウマチの活動性がわかるというわけです。

　治療に入っても、赤沈とCRPは大切です。この2つの値が高いままであれば、炎症がコントロールされておらず、今使われているクスリでは効果のないことがわかるからです。CRPの正常値は0.3mg/dl以下で、これ以上では炎症がある証拠で、重症になると10mg/dlを超えることもあります。

　コントロールの目標はずっと0.5以下に抑えること。出来れば0.3以下の正常値にすることです。そのように病気の勢いを抑えていけば、かなりの場合で関節破壊の進展を抑制でき、手術をしなくてもすむようになります。効果のあるクスリを充分な量で使えば、80％の患者でそれが達成できます。一般的にはCRPの高い状態が続くと、日々の苦痛が強くなり、数年後の関節の変形の程度にも大きな差が出ます。

⑥ MMP−3（マトリックスメタロプロテアーゼ3)

　滑膜の細胞から分泌されるタンパク分解酵素です。滑膜増殖の程度を反映している検査値で、炎症が強く、増殖している滑膜細胞からは、より多量のMMP−3が分泌され、軟骨の構成成分であるプロテオグリカンやコラーゲン、ゼラチンを分解していきます。だから、滑膜の炎症の有無、程度、関節破壊の予測の判定には重要な検査で、いくら赤沈やCRPの

値が正常でも、MMP－3 の数値が陽性なら、関節リウマチの炎症はまだ残っている可能性があると判断します。

　ただし、ステロイドを服用していると、それだけで数値が上昇しますから、データの読み方には注意が必要になります。

⑦ ルーチン検査など

　関節リウマチでは貧血を伴うことが多いので、ヘモグロビン値は繰り返しチェックが必要です。これも様々な臓器の働きをモニターする「ルーチン検査」の一環で、病気の勢いが高くなればなるほど、ヘモグロビンの数値は低くなります。また炎症があると、白血球の数は 1 万以上になることが多く、血小板の数は炎症の程度に相関して増えていきます。

　これら血液中の細胞である白血球や赤血球、血小板などの数を調べることを「血算」といいます。

　その他では、治療が始まってから副作用の有無や程度を知るために重要なのが、間質性肺炎の病勢と並行していると言われる KL－6（シアル化糖鎖抗原）や、骨粗鬆症での骨吸収を反映していると言われる NTx（1 型コラーゲン架橋 N－テロペプチド）という新しく始まった検査です。

　また、関節リウマチは全身病ですから、肝臓、腎臓などの機能検査も欠かせません。

　ALT、AST は肝臓の機能検査で、クスリの副作用が起こっていないかをみます。メトトレキサートをのんでいるときは、多少、肝臓の数値が上がっても、注意しながら使い続けることがあります。最後の T はトランスアミラーゼという酵素の

46

第2章 関節リウマチという病気

Tで、その昔は、GPTとかGOTと言っていたものです。

　BUN（尿素窒素）、CRE（クレアチニン）はろ過能力など
の腎臓の機能をみています。痛み止めののみ過ぎや水分不足
で数値が悪くなることがあります。

c. 画像検査

　関節や骨の具体的な形の変化がわかるのが、画像検査の長
所です。関節リウマチでよく使われるのがX線ですが、超音
波（エコー）や、関節の観察に特化したMRI（磁気共鳴装置）、
CT（コンピュータ断層撮影装置）も必要に応じて使われます。

① X線検査

コラム

関節リウマチの病状の進行具合

- ステージ1（初期）〜 関節周囲の骨粗鬆化。滑膜の炎症は関節の周り
  の組織の影となって写ります。骨が薄く映ると、それが骨粗鬆症化
  の状態です。
- ステージ2（進行期）〜 骨びらん。病変が進むと、軟骨と軟骨が接す
  る部分がさらに狭く写ります。また、骨の表面が削れる骨びらんが、
  穴が開いたように写し出されます。
- ステージ3（高度期）〜 亜脱臼。軟骨がなくなると、骨と骨があたっ
  て、破壊された状態がわかるようになります。亜脱臼や変形の様子
  を画像としてみることができますから、手術法を考える時に重要です。
- ステージ4（末期・荒廃期）〜 強直。骨と骨がくっついて一つの骨の
  ようになる「強直」や、骨が溶けて骨と骨が離れる「ムチランス変形」
  の様子が写し出されます。

47

通常は手と足のＸ線撮影を行ないます。痛む関節があれば、そこも撮影します。軟骨は写し出せませんが、その代わり滑膜の炎症が起きて軟骨が壊れると、関節の隙間が狭くなることで、わかるようになります。

また画像から、関節周囲の骨の萎縮や、骨びらん、脱臼、変形のレベルが読み取れますから、ステージの判定や予後の判定にも使われます。特に手や足の関節に骨びらんがみられれば、他の膠原病との鑑別に有力な所見となります。

いままでの関節リウマチでは、このＸ線の所見で関節の変化、病気の進展具合を判断してきました。

高感度フィルムを使うなど工夫もされていますが、ごく初期の滑膜の異常を捉えることはなかなか難しく、ほかの検査との併用が必須です。

②超音波検査

見たい関節にゼリーを塗り、プローブという装置を当てるだけなので、外来の診察室でできます。その際、関節を動かしながら状態を見ることができ、関節リウマチが引き起こす炎症を細かく観察できることが長所です。骨の小さな損傷や滑膜の厚さ、関節液のたまり具合がわかります。早期診断の有効な手段であるばかりでなく、治療が始まってからも、炎症が抑えられているのかどうか、治療効果を判定する上でも重要な検査です。

欧米で関節エコーはリウマチ医の聴診器といわれ、いつでも（診察中でも）どこでも（病室でも）誰でも、簡単な手技で、

必要な関節をすべて、侵襲（生体を傷つける投薬や注射、手術）なく、低コストで（3割負担でMRI：10,000円、関節エコー：1,000円）リアルタイムに病変を評価できる検査法です。欠点は検査をする技術者によって判定の精度がばらつくことと、一つの関節の検査にやや時間がかかることです。

③ MRI検査

関節だけを検査するMRIを備えている病院もあるほど、有効な検査です。関節を見るのに特化したMRIは、両手が入るくらいの小さな装置で、普通のMRI検査と違い、小部屋に閉じ込められることも、ガンガンという大きな音を我慢することもありません。しかも、骨の変化だけでなく、特殊な造影剤を使えば、小さな滑膜増殖も写しだせます。ただ、磁場を使う検査ですから、ペースメーカーなど、体内に金属装置を入れている人には実施できません。

④ CT検査

X線で、体の横断面をコンピュータで断層撮影するのがCTです。広範囲かつ鮮明に骨の病変部が撮影できますから、関節破壊や変形のある関節リウマチの診断には有効です。

d. その他の検査

① **尿検査**～抗リウマチ薬の副作用のチェックと、合併症の一つ、腎アミロイドーシスの早期発見のために行ないます。

② **関節液検査**～関節液は血清成分と、潤滑油の役割をする納豆のようにネバネバしたヒアルロン酸からなっています。注

射針で採った関節液を、肉眼と顕微鏡で調べます。炎症がある関節では、本来は透明の関節液が濁って粘り気がなくなっていて、明らかに関節リウマチとわかります。顕微鏡では、炎症の指標である白血球などを観察します。痛風や偽痛風などの関節の内部や周囲に沈着した結晶で起こる結晶性関節炎や感染性関節炎と鑑別するための有力な検査です。

6. 診断基準

　リウマトイド因子だけで、関節リウマチか否かの診断はできませんし、X線もごく初期の変化はわかりません。だから、関節リウマチの診断は、経過や症状、所見、血液検査などの検査結果を総合的に判断して、関節リウマチ以外にはあり得ないとなって初めて、診断がつくことになります。その時、医師によるばらつきを防ぐために診断基準というルールが決められています。

　以前は、1987年の米国リウマチ学会の分類基準を参考にしたものを使っていました。それは、

- 少なくとも１時間以上続く朝のこわばりが、６週間以上続いている
- ３箇所以上の関節が、６週間以上腫れている
- 手首の関節や指関節のうちで、先の関節を除いた２つの関節（指の根元に近い中手指関節、指先に近い近位指関節）の腫れが６週間以上続いている

第2章 関節リウマチという病気

- 左右対称の関節の腫れが6週間以上続いている
- X線で手や指の変化が明らか
- 皮下結節がある
- リウマトイド因子が陽性

というもので、この7項目中4項目以上が該当すると、関節リウマチと診断する、ということになっていました。

ところが、この診断基準を満たさないまま経過観察となり、その後悪化して、診断基準を満たした時には、すでに関節破壊が進行していたケースが決して少なくなかったのです。

これでは生物学的製剤の登場で、関節破壊自体を止めることが可能となり、早期治療が何よりも大切となった今では不充分です。

そこで2010年、欧米のリウマチ学会が共同で、腫れや痛み、血液検査などから診断する新しい分類基準＊を発表しました。関節リウマチ以外の関節に症状のある疾患を除外した上で、この新しい分類基準で、6点以上になっていれば、関節リウマチと分類したのです。

こうして医師が診て、手や足などに触って診断し、必要な検査をして、関節が壊れる前にメトトレキサートで治療を始めることが可能になりました。

時々、関節を担当医師に触ってもらっていないと言う患者さんがいますが、それは大変ふしぎな話で、どんな医師でも触らなければ、関節リウマチの診断はできません。

51

*新しい分類基準

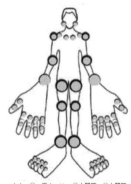

** ● 　○ 圧* ×　 ○小関節　○大関節

スコアが6以上あればRAと分類される

*：MCP、PIP、MTP2-5、1stIP、手首を含む
**：肩、肘、膝、股関節、足首を含む
***：DIP、1stCMC、1stMTPは除外

腫脹または圧痛関節数（0-5点）	
1個の中～大関節 **	0
2-10個の中～大関節 **	1
1-3個の小関節 *	2
4-10個の小関節 *	3
11関節以上（少なくとも1つは小関節 *）	5
血清学的検査（0-3点）	
RFも抗CCP抗体も陰性	0
RFか抗CCP抗体のいずれかが低値の陽性	2
RFか抗CCP抗体のいずれかが高値の陽性 高値の陽性：基準値の3倍より大きい値	3
滑膜炎の期間（0-1点）	
6週間未満	0
6週間以上	1
急性期反応（0-1点）	
CRPもESRも正常値	0
CRPかESRが異常値	1

現病歴
□関節病状の発生　　年　月　日
□口腔乾燥　眼乾燥
□日光過敏症　　　あり　なし
□朝のこわばりを伴った腰痛　あり　なし
□乾癬　ピンク色の慢性皮疹
□発熱

既往歴
□乾癬　ピンク色の慢性皮疹
□胸膜炎　肋膜炎
□結核　　　□悪性腫
薬物アレルギー　　なし　あり
喫煙歴
飲酒歴

診察
□口腔内所見
□聴診
□皮膚所見　爪　肘　膝　など

家族歴
□関節リウマチ
□膠原病
□乾癬　ピンク色の慢性皮疹
□リンゴ病
□結核

検査
□血算　分画
□CRP　　ESR
□RF　　Ck
□抗CCP抗体
□抗核抗体
□AST
□ALT
□尿定性
□手X線
□足X線
□胸部X線　　正面・側面

第2章 関節リウマチという病気

7. 診断がついたあとで

　診断がついた後で大切なことは、関節リウマチとは一体どういう病気なのかを、きちんと理解することです。

　診断直後にいろいろ話しても、すぐに受け入れるのは、なかなかに難しいことかもしれません。しかし、今では明らかな希望があります。そのことも含んで、関節リウマチという病気を受容し、炎症とともに生活する、しかし、それに負けないで、クスリなどの治療を受け、日常生活をきちんと送るということを治療の目標にすることが重要なのです。

　もう一つ大切なのは、今後病気がどのように変化していくのか、そして日常生活で何が大事なのかという理解です。基本的には安静が一番ですが、それだけでは筋肉が衰えて細くなり、関節も硬くなってしまいます。

　関節リウマチの治療は、クスリと手術、そして運動などのリハビリテーションが3本柱です。動かすところは1日に朝晩の2回くらい、それぞれゆっくりと10回ほどきちんと動かします。

　安静と運動のバランスを取ると同時に、治療の主体となるクスリにはどういうものがあって、それぞれのクスリのいい面と悪い面を正確に理解することです。

　その上で、今後の治療の進め方を知っておくことです。

　米国リウマチ学会では、発症して6カ月未満のリウマチを

53

「早期リウマチ」と呼ぶことにしました。そのうち、

- 骨びらんがある

- 機能障害がある

- リウマトイド因子や抗CCP抗体が陽性である

- 関節外病変がある

の中で一つでも該当するものがあれば「予後不良因子がある」として、疾患活動性の低い患者には抗リウマチ薬を単独で、活動性が高い患者には最初から生物学的製剤で、すみやかに治療を始めることを推奨しています。

　また、発症して6カ月以上経過した患者は「完成されたリウマチ」と呼び、まずメトトレキサートで治療します。3カ月後に再評価して、寛解や低疾患活動性の基準を満たしていなければ、別の抗リウマチ薬か生物学的製剤を使う、ということになっています。

　日本でも同じ道筋で治療が進みますが、残念ながら、生物学的製剤を使う場合には、ほかの抗リウマチ薬の効果が不充分だった時という条件がついているため、少し時間がかかってしまいます。

第3章
治療の目的は「寛解」

リウマチ治療がめざす目標は一つだけ、それは患者のリウマチ症状がほぼなくなり、臨床的にコントロールされた状態のこと、すなわち「寛解」に導くことです。

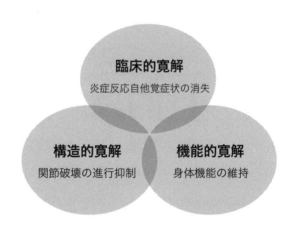

　寛解には3つの目標があり、これらすべてを達成することで、患者は関節リウマチにかかっていることをほとんど忘れて、日常生活を送ることが出来るようになります。以前では夢のような目標だった寛解が、いまは手を伸ばせば届くところにあるだけでなく、具体的な治療目標として、患者と医師の前に共通のものとして示されるようになりました。

　これが「treat to target」または「T2T」と言い、「目標の達成」に向けた治療のことで、現在のリウマチ医療のコンセンサスです。それは、

　1. 治療に3つの目標を設定すること
　2. 疾患活動性（進行、強さ）を定期的にモニターすること
　3. 関節所見を含む総合的な疾患活動性指標を用いること

4. 目標が達成されない場合は治療の変更をすること

の4項目から成り立ちます。つまり、漫然とした治療では充分な結果が得られないと考えられているのです。

その3つの目標とは

1. 臨床的寛解〜炎症と症状（自覚、他覚とも）の消失

2. 構造的寛解〜骨や関節破壊の進行を（ほとんど）止める

3. 機能的寛解〜身体機能を維持し、普通の生活ができる

ようにすることです。

臨床的寛解が、いまでは現実的な達成可能目標として、ガイドラインに記されているのです。米国リウマチ学会では、そのために「早期診断、早期治療」を力説しています。診断から3カ月以内にメトトレキサートを中心とした抗リウマチ薬で治療を始め、3カ月経っても効果が見られない時や、6カ月たっても治療目的が達成できないときは、すぐ生物学的製剤を含めた強力な治療を行ないます。

ただ、あまりにも早期診断、早期治療が力説される一方で、早期診断がなされなかった患者たちの治療は、どのようにすればいいのでしょう。まだまだ問題は残ります。

では、まず臨床的寛解から、話していきます。

1. 臨床的寛解

ここで問題になるのがリウマチの活動性、つまり病気が進むスピードや炎症の強さです。この活動性も、以前は「なん

となくよくなった」とか「だいたいいいね」と曖昧な印象で評価していましたが、これにも数値が導入され、明確な数値目標が示されるようになりました。

それは、75歳以下の方で最大血圧、最小血圧値が135/85以下、高脂血症でリスクの高い方ならLDLコレステロール値を100mg/dl以下とし、糖尿病ではHbA1c（ヘモグロビンエーワンシー）の数値が目標となって、合併症予防なら7％以下にすべく、日々の治療が組み立てられているのと同じです。

このリウマチの疾患活動性の指標が、体の中の28の関節を調べて数値化した「DAS28」「SDAI」そして「CDAI」です。これは28の関節を視診や触診した結果や、患者自身の評価、医師による評価、血液検査での炎症反応を組み合わせ、それぞれの計算式で出したものです。

DAS28（Disease Activity Score 28）は、腫れている関節の数、押して痛みのある関節の数、日ごろの状態に対する患者本人の評価、血液検査でわかるCRPや血沈など急性期炎症反応物質を評価して、リウマチの病状を表わす指標です。

28関節というのは、指先から見て、手の指の第2関節（5×2）、指の第3関節（5×2）、手首の関節（2）、肘関節（2）、肩関節（2）、膝関節（2）で、股関節や足首、足の指の関節は含まれていません。

また、患者や医者の評価は、VAS（Visual Analogue Scale）といって、そのときの自分自身の状態を、用意した100mm

のモノサシのどのあたりに該当するのかを示してもらうこと
で表わします。体調が最悪の時を 100 としたら、今の状態は
どのあたりになるのかを示してもらいます。

VAS の一例

【例】全体的な体調について評価して下さい。今日の体の状態（調子）
　　　はいかがですか？　目盛り上に（／）を記入して示して下さい。

最高に良い　　　　　　　　　　　　　　　ぜんぜん良くない

　いいかげんな指標のように見えるかもしれませんが、実は
そうではありません。

　診察室で私たちはさまざまな質問をします。「お加減はいか
がですか」と尋ねたとき、「普通です」とか「まあまあですね」
と応えられても、特にリウマチのような継続的に治療が続い
ている病気では、良くなっているのか、悪くなっているのか、
ほんとうのところがわかりにくいことが多々あるのです。そ
こで、そのときの調子を数字化してもらうものが VAS です。
もちろん万能ではありませんから、医師としては「何に対し
ての調子」を訊きたいのか……見た目の変形なのか、動かし
たときの痛みなのかなど、質問の仕方が大切になります。

　SDAI（Simplified Disease Activity Index）は、DAS に医
師の評価を入れたもので、CDAI（Clinical Disease Activity
Index）は、血液検査を外したものです。検査値に左右され
ない指標を、それぞれ違う数式で算出して、それらの数値を

　●低疾患活動性（活動性は低いが寛解には至っていない状

59

態)
- 中疾患活動性(活動性が中等度)
- 高疾患活動性(活動性が高い)

と、それぞれ分類し、DAS28なら2.6未満、SDAIなら3.2以下、CDAI 2.8以下になったときを「臨床的寛解」ということにしたのです。

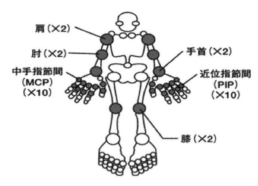

	寛解	低疾患活動性	中疾患活動性
DAS28	2.6未満	2.6以上3.2以下	5.1以下
SDAI	3.2以下	11以下	26以下
CDAI	2.8以下	10以下	22以下

この臨床的寛解とは、炎症によって引き起こされる症状や兆候がほとんど無くなった状態です。ただ、病歴の長い人では、達成するのが困難な場合があり、そのときには次善の低疾患活動性が当面の目標になります。

この臨床的寛解に達したら、さらにその上のステージを目指します。それが2010年米国と欧州リウマチ学会が共同で

発表したブーレアン寛解（Boolean：コンピュータで使われる論理式の意味）で、

- 腫れている関節（腫脹関節）
- 押すと痛い関節（圧痛関節）
- 患者が評価する活動性全般評価（vas で 0 ～ 10 cm）
- 炎症があると上昇する CRP

のどの項目も、1 以下になった状態です。

このブーレアン寛解の状態を保っていれば、すべての生物学的製剤や治療薬を中止することができる「バイオフリー」や「ドラッグフリー」になる可能性が高まり、さらにドラッグフリーの状態が維持できると、寛解ではなく「完治・治癒」の可能性が広がってくると期待されています。

2. 構造的寛解

関節リウマチの主な症状は、関節が腫れて痛むだけではなく、その関節が破壊され、徐々に変形していくことですが、この関節破壊が抑止された状態を「構造的寛解」といいます。注目されたのは、臨床的寛解が実現されてからも、患者の状態を詳細に観察すると、関節破壊が進んでいく場合があるとわかったからです。そこで関節破壊が進行しない壊れるのを抑える構造的寛解が、次の目標になりました。

寛解かどうかを診断するには、関節破壊の「程度」や「進行」を定量的に評価しなくてはなりません。そこで使われる

のがX線撮影で、評価法としては、関節破壊の程度の分類は、第1章で紹介したスタインブロッカー分類で、1年間でどれだけ関節破壊が進んだかは、シャープ博士の評価法を使います。レントゲンが基本ですが、今後はMRIや超音波でも行なわれます。

　リウマチ治療に革命をもたらしたシャープ博士の評価法は、手足の関節を骨が欠ける骨びらんの程度（Erosion）と、関節軟骨が磨耗して磨り減ったことで、関節間が狭くなり、その関節の隙間の長さ（Joint Space Narrowing　JSN：関節裂隙狭小化）で、点数化します。そして、1年間にどれだけ増えたかを計算し、その増加量が0.5以下の場合に「構造的寛解」にあると判断します。

骨びらん		関節裂隙狭小化	
0	びらんなし	0	正常
1	小さなびらん	1	局所のみ、わずか
	↓	2	50％以上が残存
5	完全に圧壊	3	残存50％以下、亜脱臼
		4	関節裂隙消失、完全脱臼

骨びらん：手−1関節につき最大5点　：足−1関節につき最大10点
関節裂隙狭小化：手足ともに最大4点

3. 機能的寛解

　患者にとって、クスリをのんでいても、発症前とおなじ日常生活が送ることができれば、治ったのと同じと感じるはず

です。これが「機能的寛解」の状態ですが、この状態になるには、発症後の早期に充分な治療が行なわれた場合、という条件が、残念ながらついてしまいます。

関節リウマチは進行するにつれ、関節の変形や筋萎縮も起こしてきますから、日常生活動作（ADL 〜 Activity of Daily Living）に制限が生じます。関節のかたちや機能の役割は、一度失われると、元通りのかたちや機能を回復することが、かなり難しく、そのためにも、リウマチでは発症してすぐ関節の疼痛や腫脹を抑えて、関節の破壊や変形を防ぐ治療を受けることが、とても重要なのです。

病歴の長い人の治療目的に、この臨床的寛解や機能的寛解をあげるのは間違っているようですが、そうではありません。病状が進んで関節破壊があり、ADL が上がらなかったとしても、その時点で関節の破壊を止めることは、大変重要です。なぜなら、臨床的寛解にすらもち込めなければ、その人は、関節機能に関して、坂道を下っているのと同じになってしまうからです。そこからいったん外れて、薬剤だけでなく外科的治療も使って、その時点で達成しうる最大の ADL を取り戻してもらうこと、それは大変に意味のあることです。

この機能的寛解の目安になるのが、ふだんの生活動作 8 項目を取り出し、それぞれの動作がどれだけ難しくなっているのかをみる HAQ（Health Assessment Questionnaire：健康評価質問票による評価）です。

この 1 週間の日常生活で当てはまるところにチェックを

し、難なくできる（0点）、少し難しい（1点）、かなり難しい（2点）、できない（3点）とそれぞれ採点した後、1～8のカテゴリー中でもっとも高い点数をそのカテゴリーの点数とします。そして、その総和を回答したカテゴリー数で割った平均点を指数とします。

多くの病院では、問診票のかたちで、このHAQを来院のたびに患者に尋ねています。そして、この合計の指数が0.5未満になった状態を「機能的寛解」といいます。

これらが、現在の治療の目標です。発症したばかりで、関節の破壊も変形もない患者は、臨床的寛解、構造的寛解、機能的寛解の3つに達した完全寛解をめざし、治療が行なわれます。

病歴が長いなど、関節破壊や変形がすすんでいる患者では、完全寛解までは無理かもしれません。しかし、適切な治療さえ行なえば、HAQは少しずつ改善し、生活の質（QOL）が徐々に向上していくのを実感できるはずです。

だから、発症から時間が経っていても諦めないこと、高度な関節破壊があっても諦めないこと、必ず道は開けますと、いつも患者さんには申し上げています。

第3章 治療の目的は「寛解」

カテゴリー　　質　問	難なくできる	少し難しい	かなり難しい	できない
(1) 衣服着脱身支度 ・靴紐を結び、ボタンかけも含めて、自分で身支度ができますか？				
・自分で洗髪ができますか？				
(2) 起　立 ・肘なしで背もたれが垂直な椅子から立ち上がれますか？				
・就寝や起床の動作ができますか？				
(3) 食　事 ・お箸でご飯を口に運べますか？				
・いっぱい水が入った茶碗やコップを口元まで運べますか？				
・新しい牛乳パックの口を開けられますか？				
(4) 歩　行 ・戸外の平坦な地面を歩けますか？				
・階段を5段、登れますか？				
(5) 衛　生 ・体全体を洗って、タオルで拭くことができますか？				
・浴槽につかることができますか？				
・洋式トイレに座ったり、立ったりできますか？				
(6) 伸　展 ・頭上の棚に約2リットルのペットボトルがあった場合、それを下に降ろせますか？				
・腰を曲げて、床にある衣服を拾えますか？				
(7) 握　力 ・自動車のドアを開けられますか？				
・広口ビンの蓋を開けられますか？				
・回転式の蛇口を開閉できますか？				
(8) 活　動 ・用事や買い物で出かけることができますか？				
・車の乗り降りができますか？				
・掃除機をかけたり、庭掃除などの家事ができますか？				

第4章

薬物治療
～抗リウマチ薬と生物学的製剤～

関節リウマチ治療の目的は、大きく３つあります。

　まず、寛解導入と寛解維持。２つめが関節破壊や機能障害が進行するのをコントロールすること。３つめが、健康な人と比べて余命が短いといわれる生命予後を改善すること。そして出来れば、治癒に持ち込むことが将来的な目標です。

　この目的を達成するため、薬物療法、手術療法、リハビリテーション療法が、状態にあわせて使われます。その中心が薬物療法であることは言うまでもありません。なぜなら2000年以降、素晴らしいクスリがつぎつぎに開発されているばかりか、新しいクスリと既存のクスリの組み合わせや使い方が、劇的に変わったからです。

　早期診断が可能になった結果、治療戦略も変わりました。抗リウマチ作用をもち、関節破壊を止める力のある薬剤を最初に（window of opportunity ＝ 最もクスリが効くと期待される時期に）ドンと使う。そして発症後数カ月以内、遅くとも可能な限り１〜２年の早い段階でこの病気をコントロールし、良好な状態を維持し、もしそのクスリの効果が薄れたら、病気が再燃する前に、別のクスリに切り替えてリウマチの活動性を抑え、寛解の導入と維持を図るという戦略です。

　病気の進行を止められずに、治療として、痛みをやわらげることしかできなかった頃と比べると、まさに隔世の感があります。それが可能となったのは、抗リウマチ薬としてのメトトレキセートの普及と生物学的製剤の登場があったからで、なかには抗リウマチ薬の服用をやめても寛解が維持され

第4章 薬物治療

て、治癒したといえる状態にまでなる人も、いないわけではありません。

その一方で、生物学的製剤や強力な抗リウマチ薬を使っても病勢をとめられない患者もいます。また、この病気の患者には早期に診断された人ばかりでなく、長期に罹患している人が依然多数派であり、専門医が診療するのは、そのような長期罹患患者が圧倒的に多いのです。そのような人は肺や血管などの合併症もあり、抗リウマチ薬の使用を躊躇することも少なくありません。今後、早急に確立するべきは、そんな長期罹患の人に対する薬物治療戦略です。

そして、徐々に関節の破壊が進行してしまった人や、診断時にすでに関節破壊が生じている人に、適切な症例で適切なタイミングで手術治療が行なわれることは、関節リウマチ治療全体を考えたときにも重要です。

いずれにせよ、関節リウマチの治療にあたっては、開始時点から治療目標を寛解（長期罹患者などには低疾患活動性）と定める「目標達成に向けた治療（Treat to target）」が定着し、治療開始時点とその後の関節リウマチの疾患活動性を評価して、３カ月おきに治療調節を行なう厳格なコントロールの時代になっているのです。

現在、治療に使われる薬剤には、

- 抗リウマチ薬（DMARDs）〜免疫異常による関節への攻撃をやめさせ、関節リウマチの活動性をコントロールする

69

- 生物学的製剤〜関節破壊を起こす炎症性サイトカインなどの標的をピンポイントで強力に抑え、関節破壊自体を止める
- 非ステロイド性抗炎症薬（NSAIDs）〜痛みと炎症を抑える
- ステロイド〜痛みや炎症の物質の合成を強力に抑さえると同時に、免疫応答も抑制する

があり、これらを上手に使い分け、３つの目標に一人でも多くの患者を導く、その中心が薬物治療です。

　治療にあたっては、現在、世界的に共通の目標が設定され、その達成に向けた治療戦略を普及するというコンセプトで行なわれることになっています。

- 関節リウマチの治療は、最良の治療を患者とリウマチ医が共同して治療法の選択を行なうべきである
- 治療方針の決定の際には、疾患活動性だけでなく、関節破壊の進行、合併症や治療安全性の要素も考慮する
- リウマチ医は、関節リウマチの初期から治療を担うべき専門家である
- 関節リウマチは個人的、社会的な医療負担が大きいため、リウマチ医はこれらを考慮して治療にあたる

　これからたくさんのクスリの名前が出てきます。最初に出ているのが一般名で、カッコ内は商品名です。現在、のんでいるクスリを、まず読んで下さい。煩わしいと感じるかもしれませんが、現在のんでいるクスリがどのような性質を持っ

第4章 薬物治療

ているものなのか知っておくことは、リウマチ治療の基本、と私は考えています。

　医師からも概略の説明はあるでしょうが、実際には時間が限られていて、診察室で詳しい話をされることは、ほとんどありません。それを補うために、他の医療スタッフ、薬剤師などから説明を聞いたり、本やほかの多くの有用な情報を有効に活用することも大切です。

1. 抗リウマチ薬

　2016年にヨーロッパのリウマチ学会が改定・発表した抗リウマチ薬による推奨治療の道筋を、紹介します。ここにあげたクスリは、日本でもほとんど同様に適用できます。

　推奨治療の一番が、関節リウマチの診断がつき次第、抗リウマチ薬での治療を開始するとなったことです。メトトレキサート（リウマトレックス）を第一選択薬とし、それが使えない患者にはサルゾスルファピリジン（アザルフィジン）やレフルミノド（アラバ）をふくんだ治療を始めること、そして可能な限り速やかな減量を条件に、ステロイドの短期使用を考えるべき、となっていることには少々驚きました。

　原則は、すべての患者の「寛解」か「低疾患活動性」の導入と維持が目標ですから、病勢が激しいときは1〜3カ月ごとに検査と診察をくりかえし、3カ月で改善の様子がみられないときや、6カ月で治療目標に達しないときは、抗リウマ

71

チ薬そのものや、その組み合わせを替えます。

　抗リウマチ薬には、寛解に導く効果があり、関節破壊の進行を防止、もしくは抑制する作用があります。特に、骨びらんが出現する以前や関節リウマチの罹病期間が短いほど、クスリの効果が高いことが多くの症例で明らかになっていますから、関節リウマチと診断された3カ月以内の早期導入が勧められ、今ではすべての患者が抗リウマチ薬の適応と考えられています。

　抗リウマチ薬には従来型と標的型があり、従来型抗リウマチ薬（csDMARDs）には「免疫抑制タイプ」と「免疫調整タイプ」があります。

　関節リウマチは体の中の免疫機能がおかしくなった状態ですから、身体中の免疫作用を抑えることで関節内の異常な免疫の動きを弱めるというのが「免疫抑制タイプ」で、直接免疫機能を抑制するのではなく、異常を起こしている免疫機能を治そうというのが「免疫調整タイプ」です。

　免疫抑制タイプには、メトトレキサート（リウマトレックス／メトレート）、ミゾリビン（ブレディニン）、レフルノミド（アラバ）、タクロリムス（プログラフ）があります。

　また、免疫調整タイプには、ブシラミン（リマチル）、サラゾスルファピリジン（アザルフィジンEN）、注射用金剤（シオゾール）、イグラチモド（コルベット／ケアラム）、ペニシラミン（メタルカプターゼ）、オーラノフィン（リドーラ）、アクタリット（モーバー／オークル）があります。

この従来型抗リウマチ薬の中には、どういう仕組みで効果があるのか、完全にわかっていない薬剤もありますが、そのターゲットをはっきりさせたのが、標的型抗リウマチ薬（tsDMARDs）で、今のところトファシチニブ（ゼルヤンツ）1種です。

ある医療機関の調査では、60歳代以下ではメトトレキサートの使用率が60％以上になっているのに対し、70歳以上になるとサラゾスルファピリジンやブシラミン、タクロリムスなどの使用率が年齢とともに上昇し、80歳以上になるとメトトレキサートより多くなっています。糖尿病や心臓病などの持病を持っている人が多くなるため、合併症の併発するリス

csDMARDs（従来型抗リウマチ薬）			
	一般名	商品名	使用法
免疫抑制タイプ	メトトレキサート	リウマトレックス／メトレート	経口
	レフルノミド	アラバ	経口
	ミゾリビン	ブレディニン	経口
	タクロリムス	プログラフ	経口
免疫調節タイプ	ブシラミン	リマチル	経口
	サラゾスルファピリジン	アザルフィジンEN	経口
	注射用金剤	シオゾール	注射
	イグラチモド	コルベット／ケアラム	経口
	ペニシラミン	メタルカプターゼ	経口
	オーラノフィン	リドーラ	経口
	アクタリット	モーバー／オークル	経口
tsDMARDs（標的型抗リウマチ薬）	トファシチニブ	ゼルヤンツ	経口
	バリシティニブ	オルミエント	経口

クの高い高齢者へのメトトレキサートの処方に慎重になっていることがうかがえます。確かに80歳以上の患者にメトトレキサートを処方するのは憚られる、という医師も少なからずいます。

a. 抗リウマチ薬一般の特徴

• 効く人と効かない人がいます

　酒に強い人と弱い人がいるように、効く人と効かない人がいます。抗リウマチ薬はどの患者にも等しく効くものではなく、有効率（最近、寛解を目標としたのでハードルが上がりました）はそれぞれのクスリによって違い、約40〜70％といわれています。10人患者がいれば、4〜7人には効いてもそれ以外の人には効かないわけです。効かない人には別の抗リウマチ薬を使うことになりますが、そのときにも効く場合と効かない場合があります。1つのクスリは約3カ月使い続けるのが原則ですから、運の悪い人は、約6カ月もクスリが合わず、症状が治まらないこともありえます。

　でも焦らないこと。これまでの経験で、3種類のクスリを使えば、多くの場合、どれかが効くことが期待できることがわかっています。

• 効果が出るまで2〜3カ月かかり、その効果は持続する

　抗リウマチ薬の多くは即効性ではありませんから、どんなクスリでも、のみはじめたら3カ月間はのみ続けなくては、効果があったかどうかの判定ができません。効き目が出るの

は遅いですが、一度効果が出始めると、持続するのも抗リウマチ薬の特徴です。

●エスケープ現象がある

それまで効いていたクスリが、あるときを境に急に効果がなくなることがあります。エスケープ現象といい、抗リウマチ薬では比較的起こりやすい現象といわれています。

この現象の診断は、患者の自覚症状が一番の目安です。クスリで抑えられていた関節痛が、とりたてて原因もないのに痛みがぶり返してきます。このような時に血液検査をすると、炎症反応が強くなっていることが多いのです。エスケープ現象はいつ来るかわからないので、少しでも体調に異変を感じたら、すぐに医師に相談することが重要です。

最近の研究では、別の抗リウマチ薬を追加するとエスケープ現象が治まることもわかってきています。生物学的製剤でも、この現象は起こります。メトトレキサートが第一選択薬となっている一つの理由は、このエスケープ現象が起こりにくいこと、半数以上の方が5年以上、のみ続けることができることだといわれているのです。

関節リウマチは10～20年という長期間、クスリをのみ続けなくてはなりません。その意味でも、エスケープ現象が少なく、長く使えるクスリは使い勝手がいいのです。

●副作用がある

抗リウマチ薬は、体を守っている免疫機能を抑えて、病気の勢いを抑え、関節のダメージを減らすように働くクスリで

す。のんでいる間は細菌やウイルスへの防衛反応が鈍くなり、感染症にかかりやすくなります。起こりやすい副作用は、クスリやその用量によっても、また患者によっても、まちまちです。20〜50％の人に起こるといわれ、早ければのみはじめて数日で、遅い場合では数週間以上経ってから現れます。

　もっとも多い副作用は、消化器症状の腹痛や胸焼け、吐き気と皮疹ですが、間質性肺炎のほか、肝障害のB型肝炎、C型肝炎や腎臓の障害、血液障害などの生命に関わる副作用もありますから、定期的に血液や尿の検査を受けるだけでなく、自身でも日頃から体調の変化に気をつけていてください。

　高齢者や肝臓や腎臓に持病のある人は、クスリが体内にたまりやすいので、効果と副作用をチェックしながら、少量から始めて、2〜4週ごとに量を増やすなどの方法が推奨されています。

●抗炎症作用はないか、あっても乏しい

　炎症反応が強い患者に使う時には、非ステロイド抗炎症薬やステロイドと併用することがあります。つまり、即効性があって疼痛をコントロールできる非ステロイド抗炎症薬と、遅効性だが炎症と免疫異常をコントロールする抗リウマチ薬との組み合わせで、治療効果を上げようということです。

　まずはガイドラインで「推奨度A」のメトトレキサート（リウマトレックス）、レフルノミド（アラバ）、サラゾスルファピリジン（アザルフィジンEN）、ブシラミン（リマチル）から、はじめます。

76

第４章 薬物治療

b. メトトレキサート（リウマトレックス、メトレート）

● 治療の基礎となる「アンカードラッグ」（標準治療薬）

　関節リウマチと診断された人のほとんどが、まず最初にのむように言われるのが、このメトトレキサートです。これをうまく使うことによって、70 〜 80％の患者の疾患活動性をコントロールすることができます。その結果、生活の質もよくなり、40 〜 50％の患者は寛解（臨床的寛解）に持ち込むことができますので、中心的な役割を果たしているという意味で「アンカードラッグ」と呼ばれています。

　早期にのみ始めたほうが、有効率も寛解率も継続率も高く、骨びらんが始まるまでにのめば、関節破壊を抑制する効果が高いこともわかっています。また、メトトレキサートの効果が不充分なときには、生物学的製剤や他の抗リウマチ薬と併用すると、効果があがることもわかっています。しかも早期診断された関節リウマチだけでなく、進行性にもよく効くことが多いので、メトトレキサートが関節リウマチ治療の基本薬といわれています。

　日本で認可されたのは 1999 年。当時、「あれは抗がん剤だからあまり使わないようにしよう」という専門医も珍しくなかったのですが、世界中で使われるようになって、このクスリの価値が、さらに認識されるようになりました。

　しかも、メトトレキサートは容量が増えるとともに効果が増大する（用量依存性といいます）クスリです。投与開始後１カ月で効果が出なければ増量します。だから、認可当時で

77

は 8 mg ／週に制限されていたのが、現在は 16mg ／週まで使うことが可能になったのは、喜ばしいことです。充分な量を使えばよくなったのに、投与量の制限があるためにこわごわ使って、関節リウマチが進行した患者も以前はいましたが、やっと欧米に追いついたわけです。(ただし処方箋で「1週あたり」を、間違って「1日あたり」と記載して重篤な作用が出たことが過去にありました。医療従事者全員が注意しなくてはいけないことです)

一方で、痛みなどに直接働くクスリではありませんから、痛みが強い場合は、収まるまで、非ステロイド消炎鎮痛剤を併用します。

● 葉酸の働きを抑える

メトトレキサートには、いろいろな働きがありますが、主に細胞内で DNA と RNA の合成を助ける葉酸の働きを阻害することで、細胞の増殖を抑えます。関節リウマチでも、炎症を起こしている滑膜細胞やリンパ球の活動や増殖は活発ですから、葉酸の働きが抑えられると、炎症を持続させる細胞が減り、活動も落ちてくるのです。関節リウマチで使う量は、抗がん剤として使われる場合のおよそ 100 分の 1 で、それも週に 1 回のむだけです。

のみ方は間欠投与。曜日を決めて、1週間のうち1日1回のむか、1〜2日かけて2〜4回にわけてのみます。週に6〜8 mg（3〜4カプセル）から始めて、効果が出るまで、最大 16mg ／週まで、数カ月かけて増量していきます。1週間

あたりの投与量を1回、または2〜4回に分割し、12時間間隔で1〜2日かけて飲むことが普通ですが、8mg／週を超えてからは、分割でのむように指導されるのが普通です。だいたいのみ始めて1〜2カ月、早ければ2週間目頃から痛みや腫れなどの症状が軽くなったと、効果が自覚できるでしょう。

のみ忘れた時は、その週はのまずに、翌週からのんで、のみ忘れたことを主治医に伝えてください。口内炎などの副作用がひどいときは、のみ終わった翌日か翌々日に、フォリアミンという葉酸製剤をのんでもらうこともあります。そうすることで、メトトレキサートの治療効果を減らすことなく、骨髄抑制や消化器症状、肝機能異常などの副作用を軽くすることができます。メトトレキサートを週に8mg以上のむようになったら、葉酸製剤を併用することが多いでしょう。

葉酸は妊娠した女性が1日400μg必ず摂るように勧められている赤ちゃんとお母さんの健康に必要な「ビタミン」で、多くの市販のサプリメントにも入っています。葉酸が含まれている野菜のホウレン草などはいくら大量に食べても問題はありませんが、サプリメントは別、せっかくのメトトレキサートの働きを弱め、病気が再燃する原因にもなりかねません。サプリメントをのむときは、必ず主治医に相談してください。

● のみにくいという患者も

その一方、メトトレキサートは倦怠感や肝機能障害、口内炎、食欲不振など、副作用が多いクスリでもあります。

腎臓や肝臓に持病がある人には最初から勧めませんが、そ

のような持病がなくても、メトトレキサートを敬遠する人は
けっこういます。のんだその日か翌日くらいに倦怠感などで、
体調をわるく感じるからです。よくなって寛解状態になった
患者に、「クスリを減らしていきましょう」というと、3分
の1くらいの人が「じゃあメトトレキサートを」と言う答え
が返ってくるので、困ってしまうのです。このような副作用
のため内服できないとか、中断してしまった患者もたくさん
います。

　そのためにのんでいただくのが、葉酸製剤のフォリアミン
です。ただ、葉酸はメトトレキサートの効果を弱める作用も
あるので、服用にコツがいります。ガイドラインでは週に1
回、5mgを内服するようになっていますが、もしメトトレ
キサートを10mg以上のんでいて、フォリアミンをのんでい
ても吐き気などがある人は、フォリアミン2錠への増量や、
粉にして少量の連日投与を試みることもあります。

- のみ始める前に注意すること

　以下の項目に該当するものがあれば、必ず主治医に伝えて
ください。

1. 以前同じクスリをのんだことがあり、その時に副作用が
   起こった
2. 血液やリンパ系の病気を患ったことがある
3. 結核や肋膜炎を以前、患ったことがある
4. B型やC型のウイルス肝炎や腎臓、肺の病気がある
   （アルコール摂取量が多い）

第 4 章 薬物治療

5. 輸血を受けたことがある

6. 感染症にかかっている（治ってから治療を始めます）

7. 妊娠や授乳の予定がある

のみはじめたら、最初は2〜4週ごとに通院して、効果や副作用のチェックを受けてください。そのため、自覚症状のあるなしにかかわらず、血液検査（血小板、白血球の数、貧血の有無、肝機能の検査、炎症の検査）をして、1年に1回は胸部のX線を撮影してもらいます。

● 男女とも内服中や、内服をやめてから3カ月間は、妊娠を避けること

メトトレキサートで流産や奇形が誘発されやすいことが知られているためです。女性だけでなく、男性にも共通する注意点ですから、妊娠や出産を希望するカップルは主治医とよく相談しながらメトトレキサートの休薬を計画します。妊娠している方は絶対にのんではいけません。授乳中ものまないようにすること。

● 注意しなくてはいけない副作用

間質性肺炎〜呼吸器の専門医は、診察の際、患者に、もしメトトレキサートをのんでいるなら、かならず伝えて欲しいと言います。市中肺炎と薬剤性肺炎（間質性肺炎）は症状ではなかなか区別できず、治療法は全く違います。とくに女性で、薬剤性肺炎の原因になっていることが多いクスリの一つがメトトレキサートなのです。関節リウマチが原因で間質性肺炎が起こることもありますから、空咳が増えたり、息切れ

81

などの初期症状を感じたら、すぐに主治医に診てもらってください。MTX肺炎ともいわれ、報告によって頻度は異なりますが、1〜7％、鑑別は胸部CTで行ないます。診断がついたら、すぐメトトレキサートを休薬し、ステロイドの大量療法やパルス療法を行ないます。

血球減少症〜メトトレキサートが細胞の増殖を抑えすぎた結果、白血球や血小板が減って、口内炎が出たり、肺炎や膀胱炎などの尿路感染症が起こったり、手足に紫色の斑点がでたり、歯を磨くと出血することもあります。これらはメトトレキサートの量を増やすとともにでる用量依存型の副作用で、そのときにはいったん服用を止めて、活性型の葉酸製剤を使うこともあります。

リンパ腫（リンパ増殖性疾患）〜首や脇の下のリンパ節が腫れ、発熱して痩せてきたように感じられたときにはリンパ腫という病気を合併したかもしれません。

その他の副作用〜肝機能障害の有無は、定期検査で発見することが重要です。また、吐き気や頭痛などは、のみ方や葉酸を使うことで良くなる場合があります。

　また、メトトレキサートといっしょにのんではいけないクスリもありますから、医療機関を受診するときには、かならず「お薬手帳」を持っていくこと。手帳がないときには、のんでいるクスリを全部もっていきましょう。関節リウマチの薬物治療は２カ所以上の医療機関で受けないこと、思わぬ副

作用がでることがあります。

　関節リウマチ患者がいちばんかかりやすい感染症は肺炎で、高齢者ほど重症化します。だから肺炎球菌のワクチンは、インフルエンザワクチンとともに、家族全員が積極的に受けてください。ただ、BCGや麻疹、風疹などの生ワクチンには中に入っている弱毒菌やウイルスに感染する危険性がありますから、受けないでください。破傷風やジフテリアのワクチンは受けても大丈夫です。

●薬価のこと

　1999年まで、メトトレキサートは関節リウマチの保険適用になっていませんでした。だから、適用外使用をしてきたのですが、そのときから診療している患者さんからは、リウマトレックスでなく、それまで使用していた抗がん剤のメトトレキサートにしてくださいと頼まれることがあります。いま関節リウマチで使われているリウマトレックスは、抗リウマチ薬の適用を取得するために新たな治験をするなどで開発費用が必要となり、結果として薬価が少し高くなっているからです。（リウマトレックスは1カプセル2mgで299円ですから、10mgのむ方は1週間5カプセル、ざっと1500円です。一方、メトトレキサートは抗がん剤で1錠2.5mg41円です。10mgの方なら1週4錠のむので164円、確かに10倍近くちがってきます）

　副作用や年齢、体格などから増量できず、充分な効果が得られない時には少量のステロイド薬の併用か、他の抗リウマ

チ薬への切り替えか併用で、そして、生物学的製剤の検討に入ることになります。

c. レフルノミド（アラバ）

海外の大規模臨床試験では、関節破壊を抑え、関節リウマチの進行を遅らせる効果が確かめられています。標準薬のメトトレキサートと同等の効果があり、ヨーロッパではリウマトレックスに替わって使われることもあるように、世界的に使われているクスリです。

リウマチが発症する要因として、リンパ球の異常増殖がありますが、レフルノミドはリンパ球の増殖に関わる酵素の活性を阻害して、リンパ球の増殖を抑え関節炎を収める働きがあります。

ただ、免疫系以外の細胞にも作用してしまい、肺障害や肝障害、血液障害や感染症など、多彩な副作用がでやすいのが欠点とされ、とくに日本では導入当時、複数の間質性肺炎の死亡例がでたため、普及が進みませんでした。

副作用の注意は、メトトレキサートと共通です。ただ、軟便、脱毛、肝機能障害が半数近く出ることと、クスリののみ合わせには気をつけて下さい。抗リウマチ薬やステロイドなどの併用で、副作用が出やすくなったり、抗血栓薬のワルファリンの副作用が強まったり、逆にコレステロールを下げるクスリや抗結核薬といっしょにのむと、その効力を減じてしまうこともあるからです。また、クスリが体内に長くとどまる

第4章 薬物治療

というのも特徴の一つですから、妊娠などは休薬後2年以上たってからが安心といわれています。

　早く効果を出すために、のみ始めの3日間だけ高容量の100mg錠が使われ、その後は維持量として20mg錠や10mg錠を使う方法が一般的です。服用のときは、噛まずに、コップ1杯以上の水でのむこと、効果が出るまで2週間〜3カ月くらいかかりますから、医師の指示を守って、のみつづ

コラム

ミゾリビンとタクロリムス

　どちらも日本で発見・開発された抗リウマチ薬です。

　ミゾリビン（ブレディニン）は1971年に八丈島の土壌にいた糸状菌の培養液から発見された免疫抑制薬です。1984年に腎移植の拒絶反応抑制、1992年に関節リウマチの適用を受けています。禁忌（してはいけないこと）が少なく、間質性肺炎や腎機能障害などがあってメトトレキサートが使えない患者にも使えるクスリです。メトトレキサートに比べると効果は弱めですが、安全に使えるのが利点です。メトトレキサートとの併用は、生物学的製剤を使うより安価に治療効果を高める方法として注目されています。

　タクロリムス（プログラフ）は筑波山の土壌にいた放線菌から発見された免疫抑制薬で、2005年に関節リウマチにも使えることになりました。ほかの抗リウマチ薬と併用されることが多く、主な副作用として腎機能障害、耐糖能異常（糖尿病予備群）、血圧上昇や下痢や吐き気、腹痛などの消化器症状があるといわれています。のむときには、シクロスポリンなどの薬剤とののみ合わせや、グレープフルーツなどの食べ合わせに気をつけてください。

85

けてください。その間に発熱や喉の痛み、息切れ、咳、口内炎、発疹、かゆみ、皮膚や白目が黄色くなるなど、いつもと違う症状が表れたら、すぐ主治医に連絡をとってください。

d. サラゾスルファピリジン（アザルフィジン EN）

　以前は、よくこのサラゾスルファピリジンや、次に紹介するブシラミンを最初に使ったものでした。一定の効果がある一方で、あまりひどい副作用が出ないからです。

　サラゾスルファピリジンは、メトトレキサートに次いで効果のエビデンス（根拠）が確立している薬剤で、効果の程度は中等度とされています。今でも、早期で比較的症状が軽い人には、よく使われます。メトトレキサート単独では効果が不充分なときに併用することで、生物学的製剤よりも費用をかけずに効果を高められることが知られており、ステロイドと併用することもあります。

　日本では腸で溶けるタイプのアザルフィジン EN（サラゾスルファピリジンの胃障害を軽くするため、腸で溶けるフィルムでコーティングしてあります）が使われ、効果が出るのが 1 〜 2 カ月と早いことと、比較的副作用が少ないことも使いやすい原因でしょう。ただ、エスケープ現象が起こりやすく、長期継続率はそれほど高くありません。

　朝夕食後にそれぞれ 1 回 500mg をのむことが普通で、副作用の皮疹や発熱は、特にのみ始めてから 1 カ月以内に出現することが多く、サリチル酸が含まれるため、気管支喘息（特

にアスピリン喘息）の患者には注意が必要です。アレルギー反応が出やすいのみ始めは、半量からスタートすることもあります。

抗リウマチ薬の中では比較的安全で、重大な副作用である間質性肺炎の頻度は0.03％とされ、将来妊娠の可能性がある方や腎障害の合併症がある人、感染症のリスクが高い人、糖尿病などの合併症がある人にも使用できる守備範囲の広いクスリです。特異な現象として、皮膚や爪、汗などが黄色や黄赤色になることがあります。これは副作用ではなく、サラゾスルファピリジン（もともと黄色〜黄褐色）の未変化体が組織などに移ったもので、のむのをやめれば消えていきます。

薬価はアザルフィジンEN錠250mgが36.1円、500mg錠が60.8円、ジェネリックはそれぞれ15.6円、24.8円です。

e. ブシラミン（リマチル）

古典的なリウマチ薬であるD‐ペニシラミンを改良した日本生まれの抗リウマチ薬です。サラゾスルファピリジン同様、比較的症状の軽い人や、間質性肺炎や腎障害などの重い合併症があってメトトレキサートが使えない患者に、第一選択薬として使われることがあります。また、メトトレキサートとの併用も行なわれます。

1日50〜100mgからのみ始め、300mgまで増量が可能です。効果が出るのは1〜3カ月後ですが、独特の副作用にタンパク尿があるため、定期的な尿検査が必要です。タンパ

ク尿が出たときにはのむのをやめると、多くの場合、すぐタンパク尿がでなくなります。

f. 新しい抗リウマチ薬 ― その 1
イグラチモド（ケアラム、コルベット）

日本で開発され、2012年に承認された新しい抗リウマチ薬です。Bリンパ球に作用して免疫グロブリンの産生を抑える一方、マクロファージに作用して炎症性サイトカインの産生を抑制します。

コラム

古典的な抗リウマチ薬

- 金チオリンゴ酸ナトリウム（シオゾール）
- D-ペニシラミン（メタルカプターゼ）
- ロベンザリットニナトリウム（カルフェニール）
- オーラノフィン（リドーラ）
- アクタリット（モーバー／オークル）

メトトレキサート以前、私たちリウマチ医は、不充分な武器で、ほとんど戦略もないまま、治らない難病といわれた関節リウマチと対峙しなくてはなりませんでした。そのころの抗リウマチ薬は遅効性で、効く人と効かない人があり、さらにエスケープ現象で長期の継続はなかなかできない一方、副作用はけっこう出るという状況でした。そのときの治療法は、まず金チオリンゴ酸ナトリウム（シオゾール）という注射薬や、その経口薬であるオーラノフィン（リドーラ）という金剤を使って、それがダメだったら、つぎに D-ペニシラミン（メタルカプターゼ）を中心としたクスリを使うということでした。

メトトレキサートの効果が不充分なときには、いろいろな薬剤と上乗せ併用をすることになります。そのなかで、このイグラチモドと併用した症例では、臨床症状だけでなく、身体機能も改善したことがわかっています。上乗せ併用での有効性と安全性が確認された国内初の経口抗リウマチ薬で、単独での効果はサラゾスルファピリジンと同等です。主な副作用は肝機能障害とリンパ球減少で、痛みを抑える効果は高いのですが、ワルファリンと併用すると、重篤な出血を起こす危険性があるので、併用できません。

g. 新しい抗リウマチ薬ーその2
トファシチニブ（ゼルヤンツ）とバリシティニブ（オルミエント）

ゼルヤンツは2013年に発売が開始されたまったく新しいタイプの抗リウマチ薬で、JAK（ヤヌスキナーゼ）阻害薬と呼ばれます。炎症に関わるサイトカインを標的とし、その働きを阻害するクスリです。標的が明確という点で、つぎに出てくる生物学的製剤とよく似ていますし、薬価の高さも同程度ですが、ただこちらは注射薬ではなく、経口投与ですから、ずいぶん使いやすい抗リウマチ薬です。

メトトレキサートで効果が不充分だった患者に、1回5 mg、1日2回服用してもらいます。臨床試験ではメトトレキサートと生物学的製剤の組み合わせで効果が不充分だった患者に対して、関節の症状を軽くして血液中の炎症反応を軽減

すること、関節破壊を抑制することなどが報告されています。その一方、およそ30％の人に肝機能障害や感染症などの副作用がみられたそうです。とにかく新しいクスリですから、長期にのんだ場合の影響などは、これからの課題です。ガイドラインでは安全性を考慮して、週10mg以上のメトトレキサートを3カ月以上継続しても効果が充分でない活動性の関節リウマチ患者にゼルヤンツによる治療を行なうことが推奨されています。ちなみにヤヌスキナーゼの「ヤヌス」とは前と後ろに顔を持つ古代ローマの神です。標的分子の形状と作用から名づけられました。

　関節リウマチの場合、マクロファージやリンパ球などの免疫細胞から炎症を誘発するサイトカインが過剰に作られます。このサイトカインが細胞の表面にある受容体に結合することで、細胞内に信号を送り、炎症性サイトカインをさらに作らせます。このとき細胞内で、サイトカインの受容体と結合し、細胞内へ信号を仲介するのがJAKこと、ヤヌスキナーゼで、ゼルヤンツはここに先に到達し、キナーゼの働きを阻害して、受容体が活性化するのを防ぐのです。

　ゼルヤンツに似ているクスリで、抑える対象のJAKの種類が少し異なるオリミエントも2017年に発売されました。ゼルヤンツと同様の効果が期待されますが、副作用として帯状疱疹を含めた感染症、肝機能障害、白血球の減少などは注意が必要で、今後の市販後の調査結果も注目する必要があります。

第4章 薬物治療

2. 生物学的製剤

TNF－α阻害薬
- インフリキシマブ（レミケード）
- エタネルセプト（エンブレル）
- アダリムマブ（ヒュミラ）
- ゴリブマブ（シンポニー）
- セルトリズマブ・ペゴル（シムジア）

IL6阻害薬
- トシリズマブ（アクテムラ）
- サリルマブ（ゲブザラ）

T細胞の働きを抑える
- アバタセプト（オレンシア）

　以上の8種が現在、日本で使うことができるバイオこと、生物学的製剤の全てです。

　最初の印象は、素晴らしいものではありませんでした。実は私自身ずっと（今でもですが）似たような方向で研究を続けていたこともあり、メカニズムからいって炎症を抑える最適なクスリとは思えず、根本的な療法でもないし、かならず副作用が出てくるから、欧米や日本のデータをみながらゆっくりやっていこうと思っていました。しかし、クスリの効果は予想以上で、とても周りを見渡しながらゆっくり使っていくなどという、そんなレベルのものではなかったのです。

91

なにしろメトトレキサートで50%くらい止められた病勢を、0%にまでもっていける可能性がかなり出てきました。患者にとって、これは大きいことで、少し出遅れた感はありますが、私も日々の診療で、この生物学的製剤を使うようになりました。

a. 炎症を完全に止める

最初の生物学的製剤の最初の認可は2003年、生物学的製剤はもう特殊な治療ではなく、メトトレキサートと並ぶ2本の大きな柱となり、内外の大規模な調査で安全性も確立しています。

炎症の反応を完全に止めることで、痛くて寝たきりだった人が、注射後数日で、元気に歩くことができるようになったとか、杖がほとんどいらなくなった、翌日から痛みがなくなり、よく眠れるようになったなど、多くの逸話が紹介されるようになりました。しかも、関節の破壊を止めるだけでなく、壊れていた関節や骨がある程度修復される可能性もわかってきました。

とはいえ、こういう効果も、関節が完全に壊れていては期待できません。だから、早期に治療を始めるべきですが、たいへん高価なクスリであり、治療を始めれば長期間、使うことも多いので、経済的なことも考慮しなくてはなりません。現在は「関節リウマチと診断され、既存の抗リウマチ薬治療（主としてメトトレキサートの治療）を行なっても、充分な

改善が見られない場合（目安として約3カ月間）」に適応が認められています。

　ではいつまで治療を続ければいいのか、結論はまだ出ていません。臨床的寛解という安定した時期が続いても、最低1年はそのまま治療を続けて、そのあと休薬や減量を考えることになります。休薬や減量でも関節リウマチが再燃（再び症状が出て悪くなること）しない例が知られているからですが、いったいどのような人が完全に休薬できるのかは、今後の重要な課題の一つです。

b. 炎症性サイトカインを抑える

　少し話がややこしくなるのですが、どうしてこの生物学的製剤の効果が高いのかを、きちんとお話しするには、先ほどから出ている「サイトカイン」なるものの話をしなくてはなりません。

　免疫システムの中でのサイトカインは、免疫を担当する細胞同士、あるいは免疫を担当する細胞と周辺細胞とのコミュニケーションを司っている生理活性物質です。ホルモンと似ているといわれますが、ホルモンが特定の臓器で作られて、特定の細胞に働くのに対し、サイトカインは極めて微量でも効果を発揮することは同じでも、いろいろな細胞で作られて、いろいろな細胞に働くことが多いのです。

　関節リウマチでは、自己免疫によってT細胞が活性化された結果、マクロファージなどの免疫細胞が関節内に浸潤し、

炎症性サイトカインを介して、骨を包む滑膜細胞を刺激して過増殖し関節炎を起こして、骨や軟骨の破壊などを引き起こします。この異常かつ過剰に作られた腫瘍壊死因子やインターロイキン1などの炎症性サイトカインが、炎症を悪化させたり長引かせたりするだけでなく、インターロイキン6、8、18などを作らせて、さらに炎症を悪化させているのです。

となると、これらのサイトカインを標的にし、その働きをピンポイントで阻害できれば、関節リウマチの病状も改善されるはず、ということから、さまざまな生物学的製剤が誕生してきました。この炎症性サイトカインを直接的に抑えるという働きは、従来の抗リウマチ薬と決定的に違います。

最初の生物学的製剤はイギリスのケネディ・リウマチ研究所のマーク・フェルドマンとラヴィンダー・N・メイニー両博士が1993年に開発したインフリキシマブ（レミケード）でした。これは、タンパク質でできていますから、服薬すると消化されてしまいますので、点滴か注射で投与します。

c. 薬価と安全性

バイオに共通する問題は、高い薬価と、免疫に直接作用するため、免疫力が低下して、細菌やウイルス、真菌などへの抵抗力が弱くなってしまうことです。

健康保険が適用されても、毎月1万5千円から3万円ものお金が、生物学的製剤だけにかかります。クスリによって多少の高低はありますが、それよりもその患者に合っているか

第4章 薬物治療

どうかが大切で、それは専門医と相談で決める必要があります。また、効果が出てきて症状がほとんどなくなり、それが維持できれば、休薬したり、減量したりということもありますが、それも患者が感じる症状だけで決めるものではありません。医師と相談するのが不可欠と考えてください。

治療中、結核やB型、C型肝炎、肺炎などが、とくに注意すべき感染症といわれています。

禁忌（使ってはいけない）となっているのは、1. 重篤な感染症の患者、2. 活動性結核の患者、3. この薬の成分やマウスのタンパク質に対する過敏症の既往がある患者、4. 多発性硬化症など神経線維の髄鞘に起こる脱髄疾患やその既往がある患者、5. うっ血性心不全の患者です。

妊娠していたり授乳中の人には、胎児や乳児の安全性を考えると、基本的には避けるべきです。ただ、どうしてもというときには、「抗体」ではないエタネルセプトや、抗体の一

コラム

治療前の検査

- 生物学的製剤の家族を含めて、結核や肝炎にかかったことがあるか
- ツベルクリン反応
- インターフェロンγ遊離試験（結核）やB型肝炎、C型肝炎の抗原抗体検査
- 胸部X線画像、胸部CT・血液検査（白血球数、リンパ球数、肺炎や真菌感染症の有無を検査するβ–Dグルカンなど）

95

部だけのセルトリズマブ・ペゴルなら胎盤を通過しないので、使用されることがあるようですが、このときにも主治医とよく相談してください。

　一つの生物学的製剤で効果がないときや、途中で効果がなくなったときには、ほかの生物学的製剤に替えることもありますし、別のクスリに変更すると、先のクスリで出ていたアレルギー反応が起こらないこともあります。ただ、複数の生物学的製剤を同時に使用することは、現状では認められていません。また、副作用が多く発生したとの報告もあります。

d.TNF－α阻害薬

① インフリキシマブ（レミケード）

　インフリキシマブは日本で初めて2003年に認可された、炎症性サイトカインの一つ、TNF–αに対する抗体です。

　働きとしては、まず血液中に流れているTNF–αに結合して、その働きをなくさせます。そしてTNF–αの受容体に結合しているTNF–αをひきはがし、TNF–αを作り出す細胞を破壊します。こうして新たな炎症反応を起こさないようにして、炎症を収めるのです。

　効果については、レミケードで治療した患者をDAS28で評価した国内3施設の報告があります。それまではメトトレキサートを使っていたのですが、90%の人の疾患活動性が高かったのです。それがレミケードを使い出して半年後には10%、1年後には5%に減じ、さらに、メトトレキサートで

充分に治療できなかった人が寛解に 30%、低疾患活動性に 40% が入りました。

　このインフリキシマブは、すべてがヒト由来のタンパク質でできているわけではなく、全体の 25% がマウス由来のタンパク質なので、キメラ型モノクローナル抗体と呼ばれます。そしてマウス由来のタンパク質が入っているため、アナフィラキシーなどアレルギー反応が起こることもあります。

　レミケードは 2 時間以上かけて点滴静脈注射で投与します。慣れてくれば外来で投与でき、入院の必要はありません。初回に続けて次が 2 週間後、さらに 4 週間後と投与した後は、ふつう 8 週間（2 カ月）ごとの投与になります。これだけ間隔を空けられるのも、レミケードの特徴の一つです。しかも、速効性で、早い時には初回投与の直後から、多くは 3 回目の投与（6 週間後）頃に、痛みや腫れを抑える強い症状改善効果が感じられます。

　また、レミケードを投与する時、必ずメトトレキサートを併用するのは、レミケードの効果を弱くする中和抗体ができるのを防ぐためです。

　レミケードは 1 本（100mg）約 10 万円です。体重 1 kg あたり 3 mg 投与する必要があるので、体重 66kg までの患者には 2 本、それ以上の人は 3 本が必要です。3 割負担で 2 本投与の場合、2 カ月ごとに約 6 万円が自己負担となり、これに再診料、検査料、処方箋料がかかります。

② エタネルセプト（エンブレル）

米国初の生物学的製剤として1998年に米国で認可された後、2005年に日本で認可された生物学的製剤です。

　エタネルセプトは血液中に漂うTNF-αのおとりレセプターです。レミケードと同様に血液中に漂うTNF-αと結合して捕捉し、本物の受容体と結合するのを防ぐことで、炎症反応を止めるクスリですが、抗体薬剤ではないため、一般名に〜マブがついていません。

　エンブレルはTNF受容体とヒト免疫グロブリンの一部が結合した、完全ヒト型製剤ですから、メトトレキサートを併用する必要がないといわれますが、併用したほうが有効性は高くなることがわかっています。また、レミケードとはTNFとの結合の仕方が違うため、結核などの発現率が少ないといわれています。

　日本で使い出してからの10年間のHAQで評価をしているデータをみますと、これは3.0満点で、1をこえると、かなり日常生活が障害されていると評価するのですが、最初の平均が1.5でしたが、治療を始めて1年後に0.45となり、その後11年間、0.45のままだったのです。つまり11年間、関節が壊れず、機能障害が進行しなかったということです。

　しかも、罹病期間が平均12年という長期罹患患者でも、エンブレルを使うと、HAQの評価が1.6から1年後には0.9までに改善され、それが10年間維持されたことも報告されました。リウマチになってから長いと諦めることはまったくする必要がなく、それ以上は進行しないことが証明されたと

いうことです。

　効果の出るのが早く、長く使っても効果が弱まりにくい一方で、血中濃度が半減するのも約4日と、生物学的製剤の中でもっとも短いため、投与間隔は短くなります。その反面、この投与間隔の短さは、副作用が出た時には、もっとも対処しやすいということでもあります。

　エンブレルは週に1〜2回の皮下注射です。トレーニングを受ければ、在宅での自家注射も可能です。標準使用量は50mgですから、半量の25mgから始めて増量したり、週50mgで寛解に入れた時には半減するなどの調整ができます。ただ、標準以上の増量はできません。

　1本（25mg）約1万5千円。週25mgですめば、自己負担額（3割負担の場合）は月約1万8千円で、生物学的製剤のなかでは比較的安価な部類に入ります。

③アダリムマブ（ヒュミラ）

　米国で2002年、日本では2008年に承認されたTNF阻害薬です。

　レミケードとおなじように「抗体」が結合することでTNF−αの働きを妨げるとともに、受容体に結合しているTNF−αを引き剥がしたり、TNF−αをつくる細胞を攻撃して、痛みの改善だけでなく、関節破壊の進行を抑えます。

　日本の医療施設3カ所の結果では、ヒュミラを使う前の1年間に進行する関節破壊が13カ所ありましたが、使い出して1年後には1カ所に、2年後には0となりました。ほかの

生物学的製剤も同様ですが、関節が壊されるのを完全に抑え込むことが多く見受けられたのです。

ただ、レミケードと違って、皮下注射であり、完全ヒト型抗体なので、中和抗体ができにくく、しかも週1〜2回の注射が必要なエンブレルと違って、2週に1回ですむなど、使い方も簡便になっています。ただし、日本人では中和抗体ができる人が多いといわれています。

効果はかなりあり、大規模臨床試験によって、ヒュミラを投与すると、「臨床的寛解」「関節破壊の進行がない」「身体機能の正常化」という、目標である3つの寛解が満たされる完全寛解の可能性が高まることが証明されています。

メトトレキサートなど他の抗リウマチ薬を使っていないときには80mgまでの増量が可能です。

ヒュミラは1本（40mg）約7万円、2週間に一度の投与（在宅での自家注射も可）と体重による容量の変更はありませんから、3割負担で自己負担額は1カ月約4万円。これに再診料、検査料、処方箋料などが加わります。

④ゴリムマブ（シンポニー）

欧米では2009年、国内では2011年に承認された生物学的製剤です。TNF阻害薬のひとつで、効果が出る仕組みはレミケードやヒュミラと変わりません。そして、ヒュミラやエンブレル同様に皮下注射もできることはおなじですが、投与間隔が4週に1回（エンブレルは週に1〜2回、ヒュミラは2週に1回）でいいこと、状態によって投与量を変えること

ができる（倍量でも可）ことが、この薬剤の特徴です。だから初期には倍量で治療することもできるので、最近使用が増えつつあるといわれています。

　ヒト型抗体ですから、ヒュミラと同様に中和抗体ができにくいのですが、メトトレキサートを併用すると、さらに有効性が高まりますので、可能な限りメトトレキサートとの併用を勧めています。

　副作用の出方やその注意の仕方は、ほかの生物学的製剤と同じです。すこしでも体調に異変を感じたら、すぐ主治医や看護師に相談してください。

　シンポニーは１本（50mg）約14万円、３割負担で通常１カ月約４万円の自己負担となります。

⑤セルトリズマブ ペゴル（シムジア）

　2012年末に国内承認された、生物学的製剤です（ペゴルとはポリエチレングリコールという分子で包んだ製剤という意味）。レミケードなどと同じ TNF 阻害薬ですが、世界初のペグ化ヒト抗 TNF 抗体といわれるように、構造がすこし違います。ポリエチレングリコールを結合させていて（ペグ化といいます）、抗体の一部を切り取り、分子量も小さくした結果、アレルギー反応を起こす抗体が作られにくく、その結果、TNF-α の炎症反応を抑える一方で、点滴投与した部位のアレルギー反応（赤くなったりかゆみが出たり）が出にくいので、他の生物学的製剤でアレルギー反応が出た患者に適しています。

メトトレキサートとの併用も、有効性を高めることがわかっています。胎盤通過性も低いといわれていて、妊娠中の人に投与可能なものは、以前エンブレムだけでしたが、現在はこのシムジアを勧めるところも多くなっています。

　シムジアの投与間隔は、初回、2週後、4週後に1回400mgの皮下注射をし、その後は2週間間隔で1回200mgの皮下注射をするのが標準です。症状が安定したら、4週に1回、400mgの皮下注射も可能になります。

　シムジアは1本（200mg）約7万円、通常は1カ月約4万円の自己負担（3割負担）となります。

e. IL6阻害薬

① トシリズマブ（アクテムラ）、サリルマブ（ケブザラ）

　2種とも、炎症性サイトカインのインターロイキン6（IL6）の働きを抑える「抗ヒトインターロイキン6受容体モノクローナル抗体製剤」です。

　血清中や滑液中に最も多いインターロイキン6は、体内で過剰に作られると、関節内の炎症など、さまざまな症状を引き起こす炎症性サイトカインです。アクテムラやケブザラは、インターロイキン6の受容体に先に結合することで、インターロイキン6に由来する症状を抑え、寛解に導きます。ほとんどの患者で一定以上の効果が認められていますが、他の生物学的製剤と同様に、根治させるクスリではありませんから、長期間にわたって治療を継続する必要があると考えられ

ています。

TNF阻害薬が効かなかった患者やメトトレキサートが使えない患者にも、単独で使って、より効果があるということが証明されています。（一緒に使うこともできます）

アクテムラは2008年に、大阪大学を中心に開発された国産唯一の生物学的製剤で、2009年にヨーロッパで、2010年には米国でも承認されました。

ケブザラは今最も新しい生物学的製剤で、2017年11月に承認を受け、2018年2月から発売されたばかりです。

二つの違いは、アクテムラが「抗ヒトインターロイキン6受容体モノクローナル抗体製剤」に対し、ケブザラが「完全ヒト型抗ヒトインターロイキン6受容体モノクローナル抗体製剤」というところでしょうか。90％ヒト型のアクテムラよりも、より安全性が高いと言われています。

アクテムラは点滴、皮下注射、どちらでも投与可能です。皮下注射なら2週間に1度、点滴なら4週間に1度で、点滴時間はおよそ1時間です。皮下注射では体重による増減はなく、1本3万3千円ですが、点滴では体重1kgあたり8mgを投与しますから、体重によって投与量が変わります。80mgバイアル（クスリが入ったガラス製の小瓶）で約1万8千円、200mgバイアルで約4万4千円、400mgバイアルで約8万8千円です。体重によっては、標準使用量でももっとも安価な生物学的製剤になり、体重60kg以下ならヒュミラなどの半額近くになります。

一方のケブザラは2週間に1度の皮下注射です。オートインジェクターのキットもあり、キャップを外して皮膚におしつけるだけで、自動的にハリが出て投与が完成します。普通は200mg／筒ですが、主治医の判断で150mgの減量が可能です。薬価はオートインジェクターつきのキットが150mg 44945円、200mg 59509円ですから、ひと月当たり89890円（150mg）、119018円（200mg）となります。

2剤とも、治療中はとくに感染症に気をつけてください。感染症にかかると、普通は血液検査で上がるCRPや赤沈などの炎症マーカーの値を強力に抑えてしまうため、軽い風邪だと思っていたら実は肺炎だったということもありえます。もし咳や息苦しさ、鼻水などのかぜ症状を感じたときは、次の診察日を待つことなく、主治医や看護師に申し出てください。他にはアレルギーや脂質異常症にも注意が必要です。

またアクテムラは若年性特発性関節炎という子どものリウマチの特効薬です。子どもの場合、医療費が免除されますので、医師と相談して積極的に使っていいクスリです。

f. T細胞の働きを抑える

① アバタセプト（オレンシア）

オレンシアの国内発売は2010年でした。このクスリの仕組みは、炎症性サイトカインではなく、その上流に位置するTリンパ球（T細胞）の働きを抑えることで、TNF$-\alpha$やIL6などの過剰な産生を抑え、関節の腫れや痛みを和らげるこ

第 4 章 薬物治療

とにあります。関節リウマチという病気を、サイトカインとは別のメカニズムで抑えることができると期待されているクスリです。

関節リウマチの患者に 6 カ月間、使ってもらった結果では、およそ 90％ の人に一定以上の効果がみられ、なかでも 40％ の方は非常によい結果だったと報告されています。ただ、直

コラム

リウマチを治療しながら安全に妊娠するために

女性のリウマチ患者は妊娠しにくい傾向にあるといわれています。とくにリウマチの病勢が強く、活動性が高まることが、妊娠をしにくくさせていますから、活動性を抑えることが、安全に妊娠する上で必要十分条件です。

痛みや炎症を止めるステロイドや非ステロイド性消炎鎮痛薬は、催奇形性が低いので、ステロイドだけで治療することもありますが、妊娠への影響は明確になっていません。またメトトレキサートなどの抗リウマチ薬は使用禁忌になっているものがほとんどで、唯一プログラフ（タクロリムス）という免疫抑制薬が妊娠での安全性が徐々に確立されつつあります。

妊娠を希望する患者にもっとも多く使われているのが生物学的製剤、なかでも胎盤移行性が低いといわれるのがエンブレルとシムジアです。このクスリでも、妊娠が判明したごく初期や妊娠後期には服用を中止するほうが望ましいといわれていますが、リスクとベネフィット（恩恵）をよく考えの上、決断して下さい。

また、抗 SS－A 抗体も調べてください。この抗体を持っている 100 人に 1 人の割合で、シェーグレン症候群や新生児に新病変を引き起こす新生児ループスが起こりうるといわれているからです。

接に炎症性サイトカインを抑えるわけではないので、効果が出るのに他の生物学的製剤にくらべてすこし時間がかかる傾向があります。もちろん個人差があり、３〜４カ月たってから効果が現れる患者もいます。焦らずに、じっくり治療を受

生物学的製剤の使い分け（ゲブザラを除く）

	レミケード	エンブレル	ヒュミラ	シンボニー	シムジア	アクテムラ	オレンシア
比較的副作用が少ない		○					○
効果が不十分な時、増量できる	○		○	○			
自己注射が可能		○	○		○	○	○
比較的安価		○				○	
投与間隔が長い	○						
MTX が使えない人に		○	○	○	○	○	○
抗 CCP 抗体がすごく高い							○
基礎疾患がある人や高齢者						○	○
妊娠希望、または妊娠している		○			○		

基本的に最初に使うのは TNF-α 製剤、自己注射ができる人はなるべく自己注射を。

年間コスト比較 （体重 50kg、3 割負担の場合）

レミケード	約 38 万円、2 年目約 32 万円
エンブレル	約 45 万円
ヒュミラ	約 47 万円
アクテムラ	約 33 万円、皮下注射約 28 万円
オレンシア	約 43 万円、2 年目約 40 万円 、皮下注射約 40 万円
シンポニー	約 46 万円
シムジア	約 53 万円、2 年目約 46 万円

けていただきたいクスリですから、メトトレキセートとの併用がさらに効果的なのは、他の生物学的製剤と同じです。

オレンシアは約30分かけて、点滴で投与します。初回、2週間後、その2週間後と3回の投与を受けた後は、4週間ごとの投与になります。

皮下注射の場合は、初回には皮下注射の前に点滴でも投与し（点滴できない時には皮下注射）、その後は毎週1回、注射をします。自家注射もトレーニングを受ければ可能です。

薬価は1本（250mg）約5万円です。1回の投与に、体重60kg未満の方は2本、それ以上の方は3本必要になります。3割負担で1カ月約3万円の自己負担ですが、投与2カ月目以降の標準用量では安価に使用できる生物学的製剤です。

オレンシアも免疫の働きを弱めますから、他の製剤と同じように、感染症にかかりやすくなる副作用があります。しかし、その割合は他の製剤より少なく、比較的副作用が少なく安全に、しかも長期にわたって使えるクスリです。

g. 不充分だったとき

現在使うことができる生物学的製剤は以上の8種です。どれも40％程度の患者に著効がみられ、それを含めた80％以上の患者に一定以上の効果があることがわかっています。ただ、これらのクスリでも効果が不充分な場合があり、そんなときはどうすればいいのか、現在のところ明確な指針はなく、それぞれの専門医がそれぞれ独自の考え方で治療をしていま

す。

● いま使っているクスリの増量や投与期間を短縮する

　これができるクスリは限られています。標準使用量以上に増やすことができるのはレミケードとシンポニーで、エンブレルは半量からスタートした場合に標準量までの増量ができるだけです。ヒュミラは、ほかの抗リウマチ薬を併用していない場合にだけ、標準使用量の倍量まで増やせます。投与期間の短縮ができるのはレミケードだけで、8週間隔を4週間隔まで短縮できます。

● ほかの生物学的製剤への変更

　関節破壊を食い止めるためには、なるべく早い時期に寛解状態に入ることが重要です。生物学的製剤の選択肢が増えましたから、効果の思わしくない時には、「将来のためにできるだけ他の生物学的製剤を温存する（使わない）」という考え方よりは、積極的に変更を考えるべきです。TNF阻害薬の場合、同じTNF阻害薬の中での変更か、メカニズムの違うほかの生物学的製剤への変更ということになります。少なくとも2剤目までは、同じグループの変更も充分有効といわれていますが、ほかのメカニズムの生物学的製剤の採用も同時に考えるべきです。TNF阻害薬で充分な効果がなかったときには、アクテムラやゲブザラ、オレンシアが効果的です。

● 併用している抗リウマチ薬の追加や増量

　いまの生物学的製剤でまずまずの効果が出ているものの、まだすこし症状が残っているときには、抗リウマチ薬の追加

や増量で、期待通りの結果が得られることがあります。メトトレキサートの増量や、プログラフの増量や新たな追加が有効だと、いくつかの報告から明らかになっています。

● 関節手術の併用

　寛解状態にある人や、低疾患活動性にある人でも手術が有効な時があります。生物学的製剤を使っても1カ所もしくは少数の関節炎が残っているときには、手術で病巣を除去するのも一つの方法です。以前は滑膜を切除しても関節破壊は予防できないと考えられていましたが、病巣の中心である滑膜を除去することで、生物学的製剤が効くレベルまで病勢がおさまり、病状がコントロールできるようにもなってきました。

h. 副作用を防ぐために

　副作用でもっとも注意しなくてはいけないのが「感染」です。投与されている生物学的製剤によってメカニズムが異なりますが、免疫反応が抑制されることで、感染しやすくなりますし、また一方、発熱や炎症反応がカバーされて、症状が乏しくなることもあります。

　日本では多くの生物学的製剤で、市販後全例調査という大規模な調査が、医師、患者、製薬会社、日本リウマチ学会の協力で行なわれています。レミケードは1番から5000番の人まで全員の24週間調査が行なわれた結果を厚生労働省に報告して、やっと正式認可がおりました。エンブレルのデータは1万人をこえています。

109

もっとも多い重篤な副作用の一つの細菌性肺炎は、エンブレルでは、使われた1万4千人のなかで180人が発症しました。その人たちを検討した結果、どんな人に肺炎が起こりやすいのかがわかってきました。

● ステロイドを使っている人

● 肺疾患の既往のある人

● 年齢の高い人

に多く発症しています。だから、生物学的製剤で効果が出たら、ステロイドは可能な限り止めることになりました。そして、年齢の高い人には、肺炎球菌ワクチンの接種が望ましく、年齢によって自費診療になりますが、打った人の肺炎の発症率は30％ほど減少したとの報告があります。

　また、日本を含むアジアでは、治療中にニューモシスチス肺炎にかかる頻度が高いことが知られています。血中の$\beta-$Dグルカンの値が高かったり、胸部画像ですりガラス陰影がみられたら、抗菌剤とともに、ステロイドなどの必要な薬剤で治療を始めます。（ニューモシスチスは普段、肺の中にいる真菌で、免疫が落ちた時に増殖して肺炎を起こします）

　結核も問題です。体内に潜在化している菌が再燃する恐れがあるためです。レミケードでは1番から2000番の間で11人が結核を発症しました。そこで、日本リウマチ学会と製薬会社では、病歴やツベルクリン反応、レントゲンやCTの所見から、結核の可能性があれば、結核の予防や治療の第一選択薬・イソニアチドを予防投与することを推奨したのです。

第4章 薬物治療

その結果、2001番から5000番までは3人しか、結核の発症がありませんでした。この0.1%という数字は、その後の生物学的製剤でも同じです。だから、生物学的製剤での治療に先だって、胸部X線画像検査や、結核への反応の有無を調べるインターフェロンγ遊離検査（クォンティフェロン-3G）をするとともに、過去にどんな疾患にかかったことがあるかをしっかり把握しておかなくてはいけないのです。

　B型肝炎にかかったことがある人やそのウイルスキャリアの人では、ウイルスが再活性化したり、劇症肝炎に発展することがあります。再活性化による肝炎は劇症化する頻度が高く、死亡率も高いので（B型肝炎ウイルスの陽性率、すなわち過去にかかったことのある人は50歳以上で約25%）、B型肝炎とC型肝炎の抗原抗体検査は必須です。

　また、悪性腫瘍を罹患中の人に生物学的製剤治療をすることはできません（5年以上たっていれば問題なし）。生物学的製剤を使うとがんの割合が増えるといわれていますが、悪性リンパ腫の頻度は高いものの、そのほかのがんについては不明です。

　米国で85,691人を調べた膨大なデータによれば、生物学的製剤を使うと、生存率が上がる、つまり寿命が延びることがわかっています。それも、関節リウマチがよくなっただけでなく、心筋梗塞が5分の1に減ったり、脳血管障害などへのいい影響も示唆されています。それは生物学的製剤の別のメリットかもしれません。

111

i. いつまで使うのか

生物学的製剤を使うようになった患者は、例外なく「一体いつまで投与するのですか」と尋ねられます。

これまでは、その質問に対する答えをもっていませんでしたが、レミケードを使って半年以上低疾患活動性が維持された人で、そのレミケードを休薬するというRRR研究（Remission induction by Remicade in RA）の結果、1年後、55％の人が疾患活動性を抑えられたままでした。45％の人は途中で再燃しましたが、レミケードの再投与でよくなりました。だからレミケードなら（おそらく他の生物学的製剤も同様でしょう）しっかり病気を抑え込めば、半分の人は休薬できます、と今は答えることができます。

j. 高額な薬価をどうするか

① 様々な制度を利用する

いつまで使わなくてはいけないのかという質問が飛ぶ理由の一つは、生物学的製剤の高い薬価にあります。

こんなブログが目につきました。関節リウマチになってから、この方は治療の甲斐なく日に日に症状が悪化し、手指から手首、肘、肩、膝、ついには首や顎まであらゆる関節が痛くなり、ベッドで寝ている時間が増えていきます。早く生物学的製剤を使いたいのですが、高くて手が出ない。そこで、障害者手帳を申請することを思いついたというのです。自治体によって助成基準が違いますが、その人の地域では2級以

第 4 章 薬物治療

上で医療費助成が受けられるとか。そして主治医にその旨を伝え、診察をしてもらいました。鉛筆を持って字は書けるし、杖がなくても短い距離なら歩ける状態なので、障害者と判定されるかわからなかったのですが、その時、主治医から言われたのです。関節リウマチはひとつひとつの障害の程度がさほど大きくなくても、箇所の多いこと、筋力の低下も障害のひとつになっているから合算される可能性がある、と。そして全身の診察の結果、2級の判定がなされたのです。

ほかにもいろいろな制度がありますから、主治医や看護師、病院の医療福祉相談室のソーシャルワーカーやカウンセラーに、よく相談してください。

- 「高額療養費制度」　ひとつの医療機関で支払った1カ月間の医療費（自己負担額）が、自己負担限度額を超える時には、限度額を超えた分の払い戻しを受けることができます。
- 「高額療養費貸付制度」　高額な自己負担分を支払うのが困難になったとき、無利子で融資を受けることができます。

　　＊問い合わせ〜国民健康保険の人は各市町村の健康保険組合の窓口、被用者保険の人は各事業所、または協会けんぽの窓口
- 「医療療費控除」　患者自身や家族が1年間に支払った医療費の合計が一定額を超えた場合に所得税が減免されます。

　　＊問い合わせ〜各自治体の税務署
- 「傷病手当金」　被用者保険に入っている場合、病気のために連続して3日以上仕事を休み、給与の支払いがないとき

113

に支給を受けることができます。

　＊問い合わせ〜各健康保険組合、または協会けんぽの窓口

・「介護保険制度」　訪問介護やリハビリテーションを受けることができます。

　＊問い合わせ〜各市町村の窓口

・「身体障害者福祉制度」　医療費の助成、税金の控除、交通機関の運賃割引など、受けることができます。

　＊身障者手帳を受けられるかどうか、まず主治医に相談してみましょう。

②バイオシミラー（後続品）を利用する

　普通の医薬品にジェネリック医薬品があるように、生物学的製剤にも「バイオシミラー」があります。ジェネリックと違うのは、薬価が安い点はおなじでも、生物学的製剤の場合、基本的な分子はおなじではなく、あくまで似ている成分だということです。遺伝子組み換えで作る場合、オリジナルの製剤と全く同じものをつくることはできません。しかも製造方法が公開されているわけではありませんから、自前で開発しなくてはいけないのです。

　それでも、このような難しいハードルを乗り越えたバイオシミラーが、つぎつぎに市場に登場しています。現時点でバイオシミラーが登場しているのはレミケードとエンブレルで、薬価はそれぞれ３分の２、それだけでも患者としては助かります。

第4章 薬物治療

3. ステロイド（副腎皮質ホルモン製剤）

a. 毛嫌いするだけでいいのか

　ステロイドについては、米国とヨーロッパで意見が分かれています。いまの主流は米国流、つまり初期に短期間はいいが、長期にわたって使わないほうがいいというものです。でも、それには疑問を持っています。

　リウマチ治療に関して先進的なヨーロッパでは、リウマチ患者のからだには、もともと副腎皮質ホルモンが少ないのではないかという考え方があります。24時間周期で変動する体のリズムをサーカディアン・リズム（概日リズム）といいますが、そのなかで副腎皮質ホルモンは、起床時に急激な上昇があり、夜に向けて徐々に減少し、真夜中にはかなり低下するといわれています。しかしリウマチ患者には、そもそもその量が少ないのです。とすれば、少量のステロイドを投与し続けることには意味がある、という意見をもっている専門医も少なくありません。

　ステロイドの投与は、欧米では1日に10mg以下、日本では5mg以下というのが多くなってきました。最近では1〜2mgとさらに少ない量しか投与しない場合もあるのですが、それでも患者は「痛み方が全然ちがう」と言います。ステロイドが炎症性サイトカインや痛み物質のプロスタグランジンの合成を抑制しているのも、痛み方が違うと感じさせる一つ

115

のメカニズムでしょう。

　そして5mgが安全量とすると、それ以下の2mgや3mgならばほぼ副作用はないだろうというのが実感ですが、患者にとっては2mgと3mgでは全然違う場合が多いのです。最初は3mgと2mgの日をつくって交互にのみくらべて、いけそうだったら2mgに減らす、つぎに2mgと1mgの日をつくってのみくらべる、そんなふうにやっていきますが、1mgという、のんだかのまないかわからない量でも、けっこう違いがでてくるのです。

　ここしばらく調子が悪いからと、いままで1mgだった人が2mgにすると、1mg多いだけで関節の痛み方が違うと言います。10〜20年前のリウマチ医なら、調子が悪い患者にはいきなり10mgを使っていましたが、いまは、そんなときでも5mg以下になっています。

　問題は、かつて5mg以上のステロイドを使っていた人が高齢になったときです。やはり骨粗鬆症が出てきます。いまの時点での考え方では、骨粗鬆症対策をしっかりやっておけばいいだろうと思っていて、骨粗鬆症にも半年に1回注射すればいい抗RANKL抗体のプラリアといういいクスリが出てきて、これは大いなる福音です。

　ステロイドは昔から副作用との戦いで、とにかく困るのは、ステロイド嫌いの人が患者にも、以前は医者のなかにもいたことです。自分が嫌いなだけならいいのですが、待合室などで「プレドニンなんかだめよ、すぐにやめなさい」などと大

116

声で言われると、医者よりも効果があります。患者同士の情報・口コミは非常に影響力が強いので、間違った情報が混じると、軌道修正するのに手を焼きます。幸い、「リウマチ友の会」などの地道なキャンペーンのおかげで、そのような人が少なくなったのは大助かりです。

b. ステロイドの錠剤

ステロイドには錠剤としてプレドニン（5mg）、メドロール（4mg）、リンデロン（0.5mg）、デカドロン（0.5mg）などがあり、それぞれ1錠の強さは、ほぼ同じです。

薬価はプレドニゾロン5mg 9.6円、メドロール2mg 9.4円、4mg 17.8円、リンデロン0.5mg 14.7円、デカドロン0.5mg 5.6円です。

私たちの体内では、毎日3～4mg前後のステロイドが、副腎で作られています。それ以上のステロイドを定期的にのむと、体のほうでステロイドを作らなくなってしまいます。そのときに突然ステロイドをのむのを止めると、リウマチの痛みが強まるばかりでなく、ストレスに打ち勝って元気にさせる働きが弱くなって、動けなくなり、低血圧にもなります。

ステロイドには注射薬もあります。静脈に注射するものや、筋肉や関節内（肘や膝のほか手指などにも）に注射するものがあり、ケナコルトが代表でしたが、2009年に自主回収した後、使用中止になっています。現在はリンデロン懸濁液が使われていて、筋肉や関節内に注射すると効果が長く続きま

117

す。同じ箇所には年3〜4回、3カ月に1回以上は打っては
いけないことになっています。関節注射を繰り返していると、
血糖やコレステロールが上がり、注射した関節内に細菌や結
核などの感染症を起こすことがあるためです。

c. 症状を抑える切り札

　リウマチ治療の「革命」はステロイドから始まったといっ
ても過言ではありません。P・S・ヘンチたちがつくったステ
ロイド剤（後にコルチゾールと命名）を100mg、4日間点
滴投与された重症の関節リウマチで寝たきりだった女性は、
4日後歩いて病室から出て行ったといいます。さらに症例を
重ね、1948年4月13日、メイヨークリニックでクスリの効
果を発表したときは、聴衆からスタンディングオベーション
が起こり、ニューヨークタイムズは「奇跡の薬」として大々
的に報道しました。

　ただその後、さまざまな強い副作用が出ることがわかって、
あっという間に「奇跡」はしぼみました。

　しかし、ステロイドが持つ抗炎症作用は、他に代わるもの
がありません。だからステロイドなしに治すことができない
膠原病の治療の過程で、副作用を最小限に抑えるさまざまな
努力と工夫がなされ、最近の欧州リウマチ学会のガイドライ
ンのように、再び関節リウマチの治療として、活動性の高い
患者にメトトレキサートと併用したり、疼痛の軽減や日常動
作の改善のために、少量のステロイドが使われるようになっ

第 4 章 薬物治療

たのです。

　抗炎症作用はメトトレキサートや生物学的製剤と変わりなく、しかも効果が出るまでに時間がかかる他のクスリと違い、即効性があるのもステロイドの特徴です。短期・少量なら、副作用の心配はほとんどありません。繰り返しになりますが、5 mg 以下のステロイドは必ずしもこわいものではなく、場合によっては、使ったほうが関節リウマチの改善具合もいいと言われるくらいです。

　もちろん、ステロイドには関節を守ったり、関節破壊を止める働きはありません。逆に骨をもろくして、関節の変形や破壊を進めてしまう恐れさえありますから、よく考えて使わなくてはいけないクスリです。抗リウマチ薬の効果が出始めたら、少しずつ服用量を減らす、そして 6 カ月をメドにやめるという使い方が多いようです。

　現在、ステロイドを積極的に使うのは、次のような場合です。

• 非常に痛みが強くて、日常生活を満足に送れないとき

　関節が腫れて、じっとしていても耐えられないほどの疼痛がある患者もいます。ガイドラインでは、メトトレキサートのような抗リウマチ薬で始めることになっていますが、効果が出てくるまでの 1 〜数カ月を「我慢しなさい」とはいえません。そのようなとき、ステロイドを使います。早ければ、数時間から 1 両日中に効果が出てきます。

• 抗リウマチ薬や生物学的製剤が使えないとき

119

高齢で、慢性閉塞性肺疾患（COPD）* などの持病がある人や、ウイルス性肝炎や結核などに感染している人、そして、妊娠されている人に、免疫を抑制するクスリを投与をすることは、大きなリスクを伴います。こんなときはステロイドだけで治療することもあります。

● 抗リウマチ薬 + 生物学的製剤でも低疾患活動性が実現できないとき

　関節リウマチの活動性がものすごく高い患者には、一時的でもステロイドの併用を考えます。

● 生物学的製剤を使うには経済的にきびしいとき

　経過の長い関節リウマチでは、一方でお金との戦いという側面があります。経済的に厳しい人に高価な生物学的製剤を処方することは残念ながらできませんので、比較的安価な抗リウマチ薬とステロイドを主な治療薬と考えます。

d. 副作用の抑え方

　ステロイドの歴史は、副作用との戦いの歴史です。その甲斐あって、今は副作用をある程度コントロールできるようになりました。感染症にかかりやすいという副作用も、5 mg 以下なら、まず大丈夫です。骨粗鬆症もビタミン D 製剤とビスホスホネート製剤を一緒にのんだり、抗 RANKL 抗体の注射で、かなり改善できるようになっています。

---

* 慢性閉塞性肺疾患は喫煙者の 15 〜 20% に起こる肺の炎症性疾患で、治療をしても肺機能が元に戻ることはなく、恐れられている病気です。

第 4 章 薬物治療

カルボン酸系	アスピリン	各社
	メフェナム酸	ポンタール
	フルフェナム酸	オパイリン
酢酸系	ジクロフェナクナトリウム	ボルタレン
	ナプメトン	レリフェン
	インドメタシン	(坐剤、パップ剤など)
	アセメタシン	ランツジール
	スリンダク	クリノリル
	インドメタシンファルネシル	インフリー
	モフェゾラク	ジソペイン
	エトドラク	オステラック、ハイペン
プロピオン酸系	ロキソプロフェン Na	ロキソニン
	イブプロフェン	フルフェン
	オキサプロジン	アルボ
	ナプロキセン	ナイキサン
	ケトプロフェン	オルヂス、メナミン
	プラノプロフェン	ニフラン
	フルルビプロフェン	フロベン
	チアプロフェン酸	スルガム
	アルミノプロフェン	ミナルフェン
	ザルトプロフェン	ソレトン、ペオン
エノール酸系	ピロキシカム	バキソ
	アンピロキシカム	フルカム
	テノキシカム	チルコチル
	メロキシカム	モービック
	ロルノキシカム	ロルカム
コキシブ系	セレコキシブ	セレコックス
塩基性	チアラミド塩酸塩	ソランタール
	エモルファゾン	ペントイル
解熱鎮痛薬	アセトアミノフェン	カロナール、タイレノール

(＊解熱鎮痛薬に抗炎症作用はありません。だから NSAIDs とは呼ばれません。日本リウマチ財団：診断のマニュアルと EBM に基づく治療ガイドライン 2004 より改変)

顔が丸くなるムーンフェイスや体の中心部に脂肪がつく中心性肥満、口の周囲の産毛が濃くなったり、にきびのような吹き出物ができ、からだのあちこちの皮膚に赤い線のような裂け目が出たり、紫色の斑点が出る、さらに食欲不振や逆の食欲亢進、むくみ、高血圧、多汗、生理不順、不眠などの軽い副作用は、のむのをやめれば自然に改善していきます。

いちばん重要なことは、素人判断で、ステロイドを急にやめないこと、です。やめるとき、減らすときは、主治医とよく相談してください。これが原則です。

4. 非ステロイド性消炎鎮痛薬（NSAIDs）

紀元前500年、古エジプトの文書に、リウマチの患者に柳の葉を煎じてのませていたという記述があります。痛みに対して柳の葉を使うのは、実は中国でも日本でもやられていたことでした。

なぜ柳の葉なのかは、長い間不明でしたが、19世紀末のヨーロッパで、柳の樹皮にサリチンという物質が含まれていることがわかりました。薬品とするには、安定の悪いサリチンを物質として安定化させなくてはなりません。試行錯誤の結果、アセチル化した薬剤、アセチルサリチル酸、略してアスピリンがドイツで誕生します。1897年のことで、これがリウマチ治療の歴史の始まりでした。

今でも非ステロイド性抗炎症薬（NSAIDs）はリウマチの

臨床で使われています。ただ第一選択のクスリではありません。痛みを止めることができても、病勢をコントロールできず、関節破壊を止められないことがわかったからです。

　現在、使われる場合は、メトトレキセートや生物学的製剤では充分に痛みが取れない患者に対してだけです。炎症と痛みをストップさせますし、熱も下げてくれます。しかも効果は即効です。服用後30分から1時間で痛みが和らいでくるのを感じます。だから、痛み止めとして併用したり、痛みの強い時に頓服でのんだりするのです。患者の日常生活をこれほど改善してくれるクスリは、ほかにないかもしれません。だから関節リウマチと診断されるまでとか、抗リウマチ薬の効き目が現れるまでに、よく使われます。

a. COX という酵素

　リンパ球など炎症細胞から放出されたプロスタグランジンという物質が、痛みや腫れ、発熱などの炎症反応を起こすのですが、その合成にはシクロオキシナーゼ（COX）という酵素が深く関わっています。非ステロイド性抗炎症薬は、このCOX の働きを妨げて、プロスタグランジンをそれ以上、作らせないようにするものです。

　しかし、プロスタグランジンはただの痛み物質ではありません。胃の粘膜や肝臓などに大量にあって、粘膜を刺激から守り、臓器の機能を正常に保つ働きをしています。腎臓に入る血管も、腎臓から分泌されるプロスタグランジンで調節さ

れています。腎臓の働きが低下していると、腎臓に入る血液量を増やすために、プロスタグランジンの分泌量が増えます。だからこのプロスタグランジンが少なくなると、腎臓に入る血液量も少なくなって、ダメージを受けます。非ステロイド性抗炎症薬で、よく消化器粘膜の潰瘍や腎障害などの副作用が問題になるのは、正常な組織にあるプロスタグランジンの働きまで抑えてしまうからなのです。

　研究の結果、実はCOXに二つの種類のあることがわかったのです。

　COX1は胃や腎臓で働き、粘膜の血流を保ったり、血小板による止血にも関わっています。いわば善玉です。一方、炎症を起こした箇所で白血球のような炎症細胞から誘導されるCOXのあることがわかりました。これがCOX2で、悪玉です。そしてアスピリンやインドメタシンで副作用が問題だったのは、悪玉だけでなく、善玉のCOXまで抑えてしまうからだったのです。

　こうなると、次の戦略はおのずと明らかです。善玉には手をつけず、悪玉だけ抑える薬剤の開発です。それができれば痛みや熱は抑えるけれど、胃の粘膜や腎臓の保護作用は妨害しない理想的なクスリができるはずです。この結果、誕生したのがCOX2選択阻害剤で、日本で最初に承認されたのがセレコキシブ（セレコックス）で、2007年のことでした。

b. セレコキシブ（セレコックス）

　痛み止めとしての効果は、ロキソニンと同じくらいでボルタレンより少し弱く、マイルドな痛み止めという感じです。しかし、胃潰瘍や十二指腸潰瘍の発生率は圧倒的にセレコックスが少なく、国内の臨床試験で潰瘍が認められたのは、ロキソニンで1190人中8例、セレコックスは1184例中1例のみでした。胃の弱い人が使う痛み止めにはセレコックスがお勧めで、腎機能についての影響は、潰瘍ほど明確ではありませんが、少なくとも「むくみ」の発生率はロキソニンの3分の1程度でした。

　ただ一つ問題があります。日本で発売されなかった同系統のロフェコキシブというクスリの臨床試験で、心筋梗塞の発症が対象薬の4倍にもなったという結果が出たのです。同じような結果はそれ以外の試験でも出ましたので、このクスリは2004年に市場から消えました。パレコキシブという同系統のクスリも、同じような理由で使われなくなりました。

　セレコキシブはどうだったのか。その副作用の有無を、従来型の非ステロイド性消炎鎮痛薬のナプロキセン（ナイキサン）、イブプロフェン（ブルフェン）とセレコキシブ（セレコックス）を直接比較した大規模な介入試験＊が行なわれました。対象は18歳以上で心血管疾患のリスクか既往があり、関節炎の痛みがある24081名の患者です。対象群をくじ引きで

＊介入試験とは、研究者が対象集団を2つ以上のグループにわけ、それぞれ異なる治療法や予防法の効果を比較する試験のことです。

３つに分け、本人にも主治医にもわからないよう、それぞれセレコキシブ１日200mg、ナプロキセン１日750mg、イブプロフェン１日1800mgを、偽薬も混ぜて継続的に使って、ほぼ３年、平均34.1カ月の経過観察を行なった厳密な試験です。

その結果、期間中の心血管疾患による死亡、心筋梗塞、脳卒中を合わせたリスクは、３剤のあいだで明確な差はなく、セレコキシブの心血管リスクが、ほかの非ステロイド性消炎鎮痛剤より高いのではという推測は否定されました。胃腸障害のリスクはセレコキシブがほかの２剤より低く、腎障害のリスクは、セレコキシブとナプロキセンでは差がなく、イブプロフェンはセレコキシブより高いという結果でした。

このような試験でしたが、日本ではもともと心筋梗塞が少ないので、欧米ほど心配していないのが現状です。

第5章
部位ごとの手術療法

生物学的製剤などの出現で薬物療法が進歩したことは、患者にとって福音ですが、進行が止められない患者はそれでもいますし、現在のクスリが出てくる前に発症して、すでに関節の変形が進んでしまっている人も少なからずいます。

　また、すべての関節リウマチ患者が専門医にかかっているわけでもありません。残念ながら専門的なレベルで、関節リウマチを充分に診られていない、ずっと以前から使っていて、あまり効果がなかったクスリをいまだに処方している医師もいます。リウマチ内科や専門医が果たす役割は大きくなりましたが、変形した関節はクスリでは治せません。手術療法の役割は今でも確実にあって、必要不可欠な治療の一つです。

　足関節やひざ関節、股関節は、歩くなどの運動に必要で、痛みがひどかったり、充分に動かせない場合、手術をしないと、日常生活がままならなくなるばかりか、患者がいちばん恐れる「寝たきり」生活の可能性が出てきます。

　また、手の指の症状が最初に出てくるのは第3関節と第2関節ですが、そこがスワンネック変形、ボタンホール変形、尺側偏位などになると、細かい作業だけでなく、料理や歯磨きさえ出来なくなります。肘の関節がやられると、手が顔や肩まであがらなくなり、洗面、食事や服の着替えにもかなり難渋します。

　さらに薬物療法の進化で、手術の内容も変わってきています。手術の目的は、痛みをやわらげる、動きやすくする、病気をコントロールする、見た目を良くする、ということです

が、最近の特徴として、滑膜切除術の復活が挙げられます。関節リウマチの炎症が起こるのは滑膜だと言いましたが、その滑膜を切除する手術は、数年以内にかなりの割合で再発するため、あまり行なわれなくなっていたのです。それがいま適応となる患者が増えています。

　例えば、メトトレキサートなどが効いて寛解一歩手前になり、クスリをこれ以上強くしなくてもよい状態まで、全体として落ち着いているのに、1〜2カ所の関節の症状だけが治まらない、という人です。そこで、問題の関節だけ滑膜切除をすると、生物学的製剤が効くレベルになって症状がよくなり、クスリも減って副作用も軽減できる、というわけです。

　寛解になった患者の手術も増えています。症状がなくなり、クスリものまなくてもよくなったけれど、関節の変形が残って、気になる場合です。とくに手指の変形は目立つので、その場合は機能だけでなく、「整容」を目的とした手術をします。手の指や足の指という小さな関節の手術は難しく、これまであまり行なわれなかったのですが、手外科（手の外科）や足外科という専門家が増えてきて、手術件数も増えてきました。

　そのほかに増えているのは、関節を新たに作る手術や、人工関節に置き換えることで、本来の関節機能を取りもどす手術です。患者の負担を減らす工夫や、人工関節の寿命を伸ばす材質の開発も盛んで、ずいぶん進歩しています。以前は人工関節に寿命があるので、なるべく手術の年齢を遅くすることがありましたが、材質が良くなった結果、今では、40歳代

で人工関節手術に踏み切ることも、充分に検討に値すると考えられるようになりました。

もちろん、自分の体にメスを入れることに抵抗や戸惑いを感じるのは当然のことです。ただ、手術にもタイミングがあって、それを逃すと、出来なくなることがあります。手術の必要性やデメリット、どの程度症状が改善されるか、どんな危険があるか、入院期間や費用などを主治医と充分に話し合った上で、決断とチャレンジも必要になるときがある、と考えてください。動かしづらさや外見を我慢している時代ではありません。早く決断すれば、それだけ選択肢も多く、より良い改善が期待できるでしょう。

1. 手術を受けるタイミング

タイミングというか、「条件」と考えたほうがいいかもしれません。手術の時期は、活動性をコントロールしている内科の医師が判断することが多いのです。内科医も手術のタイミングを判断する訓練を積むことが必要で、いつまでも抱え込んでいたために、整形外科で診たときには、もう手術できない状態になっている、ということもあります。整形外科の医師はもっと早く、と言いますが、それは当然のことです。常に内科と整形外科の医師間でコミュニケーションをとりながら、タイミングを図る必要があります。

手術を検討する目安は、

130

第5章 部位ごとの手術療法

・クスリで治療をしていても痛みがひどいとき

・日常生活に様々な支障を感じるようになったとき

・関節の破壊が、まだあまり進んでいないとき

・合併症や感染症がないこと

・患者に理解と意欲があること

という5項目です。

● クスリで治療していても、痛みがひどいとき

　関節リウマチは「痛み」のある病気です。患者が一番望むことは、「痛みがもっと軽くなること」です。

● 日常生活に様々な支障を感じるようになったとき

　30分も続けて歩けなくなったというのは、手術を考えなくてはいけないというサインです。そのほか、衣服の脱ぎ着が難しくなった、入浴やトイレなどの日常動作がひとりでは出来なくなった、関節の症状が明らかにひどくなっているのに、クスリやリハビリテーションの効果がない、という時は、手術を考えたほうがよいでしょう。

　どこを手術するかというのも重要で、ふつうは手より足を優先したほうが、日常の行動にはよいのですが、手の作業をする人にとっては、手が重要ということもあります。

　関節リウマチ患者が「望むこと」のアンケートで多かったのが、「もっと歩けるようになりたい」でした。手術によって歩行機能が回復することは、寝たきりや車椅子の生活になるかもしれないと不安に思っている患者にとって、これ以上ない朗報です。

131

●関節の破壊がまだあまり進んでいないとき

　手術の一つに股関節、膝関節、肘関節などと人工の関節に置き換えるというものがあります。この手術は、患者自身の骨が土台となりますから、関節の破壊が進みすぎて、脆くなっていると出来ません。また、関節破壊が進行しているときは、痛みがあって動かせず、筋肉が極端にやせ細ってしまうことがあります。これでは術後にリハビリテーションをやっても、筋力が取り戻せないこともあり得ます。

●合併症や感染症がないこと

　貧血や糖尿病、肝臓や心臓に合併症があるときは、その治療が優先されます。手術は合併症を治してからが原則で、回復が望めない重い合併症を抱えているときには、手術不能という判断がされるかもしれません。

　一定期間、抗リウマチ薬や生物学的製剤を使わなくても、病気が進行しない場合は、手術を考える必要があります。術後は感染症を予防したり、手術から回復するための免疫の働きが不可欠ですので、抗リウマチ薬など免疫機能を抑えてしまうクスリは、手術の前後には強力に使えないのです。また、全身や局所に感染症がないことも条件となります。

●患者に理解と意欲があること

　手術の後は、リハビリテーションやトレーニングが待っています。楽なものではありません。それを乗り切るには、患者自身が「よくなるんだ」という意欲をもっていることが大切です。

第5章 部位ごとの手術療法

認知症があるときにも手術は難しいでしょう。治療効果を上げるには、医療スタッフとの意思疎通が不可欠ですが、それがうまくいくとは限らないからです。

2. 手術法は5種類

私の専門は内科で、手術の専門家ではないのですが、関節リウマチの手術の目的は、痛みの除去と動きの回復、そして充分な関節機能の確保であり、それらを実現するために、大別すると5種類ほどの手術があります。

炎症をやわらげ、関節破壊を予防または遅らせるのが「滑膜切除術」、関節機能を再建あるいは代替するのが「人工関節置換術」「関節固定術」「関節切除形成術」「腱形成術」です。

滑膜切除術は、関節包の内側にあって、炎症を起こして増殖した滑膜を取り除くことで、関節が破壊されるのを防ごうという手術です。最近は、関節鏡という内視鏡を使って、関節を開けずにすむ方法も盛んで、入院期間も短く、切開創も小さくてすみます。滑膜自体はまた増殖してきますから、いい状態がずっと続くかどうかは不明ですが、滑膜を除去することで、生物学的製剤が効く程度にまで、病状が抑えられる可能性があります。

人工関節置換術は、人工関節に取り替える手術です。病気が進行して関節の痛みがひどく、日常生活が著しく損なわれている患者に行なわれます。この手術をすると痛みがなくな

133

り、関節を動かせるようになります。

　関節を固定する手術もあります。グラグラしている関節を金属のプレートなどで、いちばん使いやすい位置で固定するもので、その関節は動かなくなりますが、痛みがなくなり、生活しやすくなります。

　関節固定では頸椎が有名です。病気が進行すると、首の第一、第二頸椎間の環軸関節という部分に亜脱臼が起こり、脊髄を圧迫することがあります。そのままでは脊髄麻痺や呼吸麻痺を引き起こす危険性があるので、装具をつけるだけでなく、脊椎を固定する手術をすることがあるのです。

　また、炎症がひどくなると、関節周囲の腱や靭帯が損傷して、手や足の指が変形することがあります。変形を直すために、切れた腱や靭帯を縫い合わせたり、関節で圧迫された神経を開放するのが腱形成術で、主に手の指で行なわれます。外反母趾や槌指（屈曲したままで進展できなくなった状態）になった足の指を対象に行われるのが、骨を削って形成する切除関節形成術です。

　やり方（術式）も変わりました。なるべく侵襲（患者の身体を傷つけること）を少なく、負担をかけないことが共通の術式です。部位ごとにみていきましょう。

3. 肩の手術療法

　関節リウマチでは肩関節に障害が出ることが少なくありま

134

第5章 部位ごとの手術療法

せん。最初は腕が上げにくい、肩が痛いなど、四十肩、五十肩のような症状ですが、病気が進むと、疼痛のために眠れなくなり、腕が上げられなくなって髪が洗えなくなるなど、日常生活に大きな支障が出ます。

● 滑膜切除術

関節があまり破壊されていないのに、腫れが長引くときには、関節注射などの保存療法や滑膜切除術が行なわれます。滑膜切除の術式には、皮膚を切開して行なう「直視下術式」と、小さい穴から関節内部を映す直径4〜5ミリのカメラを入れて、モニターを通じて行なう「鏡視下術式」があります。

従来の直視下の手術では、関節に達するまでに筋肉を傷つ

コラム

症状が似ているリウマチ性多発筋痛症

リウマチ性多発筋痛症は50歳以上の女性にやや多く、肩の痛みや朝に起こるこわばり、微熱、倦怠感など、関節リウマチを思わせる症状を出す疾患です。痛む場所は肩が最も多く、その他、腰部や大腿部ですが、症状は左右対称に出ることが多いので、肩の関節リウマチと間違えられることがあります。朝のこわばりは、肩や頸部などに起床後30分くらい続き、発熱や体重減少、倦怠感、うつ症状などを伴うこともあります。

典型的な例は、高齢者が急に両腕が肩より上にあげられなくなり、太ももなどが痛むというもので、診断基準がありますから、まずそれで診断します。ステロイドがよく効くので、10〜20mg／日のプレドニゾロンをのんで、数日で痛みやこわばりが改善し始めたら、この病気と考えてもいいかもしれません。頭痛などなければ予後は良好です。

けなくてはなりませんし、関節包を開けますから、傷跡が残りかつ痛んで、術後すぐにリハビリが出来ず、回復に時間がかかることもあります。その点、日本で開発された鏡視下術式は、組織を痛めることが少なくてすみます。

• 人工肩関節置換術

　関節の変形が進んでいるときには、人工肩関節置換術の出番です。肩関節は上腕骨頭というボールのような部分と、そのボールが収まる関節窩から出来ています。この関節を支えているのが周囲にある腱板という筋肉と腱ですが、関節が破壊されるとともに、この腱板も損傷しますから、手術は腱板が損傷される前（例えば、腕がなんとか水平に上げられる状態の時）に行なうことが理想です。

　上腕骨頭と関節窩を人工関節に置換するのを「人工肩関節全置換術」といい、上腕骨頭だけ交換するのを「人工骨頭置換術」といいます。

　手術時間は1～3時間です。手術の翌日にはベッドから起きて病棟内を歩けますが、肩を動かす可動域訓練のリハビリを始めるのは数日後でしょう。入院は2～3週間で、退院後も定期的にリハビリに通って、2～3カ月かけて徐々に元の生活に戻ってもらいます。どのくらい肩が動くようになるかは、手術前に、肩関節の動きに重要な働きをする腱板が、どのくらいしっかりしているかにかかっています。術後の注意として、重いものを持ち上げたり、肩を強く引っ張るような動きは避けます。

第5章 部位ごとの手術療法

4. 肘の手術療法

肘の動きがわるくなると、食事や洗顔、トイレ、起き上がりの動作が不自由になります。ただ、関節の破壊があまりないのに、痛みのために動かさず、それで関節周囲の組織が固くなって、肘が伸びないこともあります。「拘縮」といいますが、リハビリを続けることで改善することもあるので、動きが悪いだけですぐ手術を考えるわけではありません。

• 滑膜切除術

ひじ関節では滑膜切除術の効果が、ほかの関節よりも長く続くという報告があります。関節の破壊が進行すると、骨と骨が癒着して動きがわるくなり、腕がグラグラと不安定になります。ふだん肘は服に隠れていて見えにくいので、患者自身から痛みがとれないと、主治医に伝えてください。

• 人工肘関節置換術

患者の満足度も高い手術のベストタイミングは、関節破壊の疼痛が強く、動きもわるくなり、レントゲンで関節の破壊が認められ、生活に支障が出始めているときです。

肘の人工関節には2つのタイプがあります。関節部分が連結されている「連結型」と、関節部分が分かれていて関節の表面だけを変える「表面置換型」です。

最初に出来たのが連結型で、関節の破壊が進み、肘がグラグラしているときでも使えますが、骨の切除量が多く、長い

137

うちに関節部分がゆるんでくることがあります。この課題に対応するため、関節周辺の骨を残す表面置換型が開発されました。最近では、連結型でも関節部分に遊びをもたせた「半拘束型」というタイプも出てきました。

人工関節の寿命はかかる負担で違いますが、およそ87％が15年という報告もあります。だから手術前には再手術（再置換術）の話もします。上腕三頭筋を切ることなく、関節を交換する低侵襲の手術も行なわれるようになっています。

手術前には肘が全く伸びなかった人でも、0度、つまり完全に伸ばした状態まで伸ばせる患者も増えました。入院期間は2週間ほどで、術後はシーネという添え木をあてて、関節を動かして炎症を起こさないように肘を固定する場合があります。術後2週間で傷が治れば、肘を動かし始めます。リハビリテーションのやり方も指導されるでしょう。最初は腫れているので曲げ伸ばしがしにくいのですが、3カ月くらいで目標の可動域になります。

重いものを持たないとか、腕立て伏せのような運動をしない、また後手でキャスターバッグを引くような、引っ張る動作や、腕を内側や外側にひねる動作は極力やめるように指導しています。

5. 手（手首）の手術療法

手術はふつう1〜3時間かかります。麻酔はエコーを見な

第5章 部位ごとの手術療法

がら、肩の周辺から腕神経叢というところに麻酔薬を注入する伝達麻酔で行なわれます。術後は徐々に可動域訓練のリハビリを行ないますが、入院期間は2～4日で、退院後は作業療法士の指導でリハビリを継続し、腱を再建したときは、術後1カ月半くらいテーピングをします。

●滑膜切除術

滑膜切除術をする時には、手首の関節近くにある遠位橈尺関節がゆるんだり、脱臼していることが多いので、同時に尺骨末端の骨を切除し、腱鞘の滑膜も切除します。握力も戻るし、回すような運動も滑らかになります。

●関節固定術

手関節が尺骨のほうへ著しく曲がっていたり関節破壊が大きな時は、骨移植をして、固定術を行ないます。滑膜の炎症で脱臼を起こしている不安定型の手首には、ずれた骨を戻し、その部分だけ固める「部分関節固定術」を行ないます。動きは制限されますが、痛みが取れ、生活が楽になります。

●腱形成術（腱移行術、腱移植術）

手首では関節だけでなく、周囲の腱も手術の対象です。特に伸筋腱は手の指を伸ばす筋肉の腱で、関節リウマチで滑膜炎が起きているところに物理的な刺激が加わると、断裂して、ある日突然、小指や薬指が伸ばせなくなることがあります。手首にはたくさんの腱が通っていて、1本の腱の断裂が次の腱の断裂の引き金になることがありますから、小指や薬指が急に伸ばせなくなったら、一刻も早く主治医に相談してくだ

139

さい。

一般には小指の腱から順々に切れるので、腱の断裂を知るための EDM（小指伸筋の意味）テストで、指を握った状態で小指だけまっすぐ伸ばします。うまく伸びないときは小指の腱が切れていることもありますから、心配な人は試してください。

手術は腱だけでなく、多くはその後の断裂予防のために、滑膜切除と関節形成術（尺骨頭の突出をなくす）を併せて行ないます。腱は擦り切れるように断裂しているため、そのまま縫い合わせるのではなく、切れた腱を残っている腱に縫い付ける「腱移行術」か、前腕の掌側の腱をとってきて移植する「腱移植術」を行ないます。小指の腱が切れたときは、小指の腱を薬指の腱に結びつけ、薬指の腱の力で小指も伸ばすようにします。

切れた腱の数が少ないほうが術後の機能回復も良く、3本以上切れてしまうと、なかなか良好な機能を取り戻すことができません。

6. 手指の手術療法

手指の変形は、見た目の悪さと、指本来の機能が果たせないという2つの側面をもっています。

指関節は骨や関節と、それらをとりまく腱や靭帯が複雑な構造をしていて、病状の進行とともに、関節が腫れたり破壊

第5章 部位ごとの手術療法

されるに伴って、腱や靱帯のバランスが崩れ、指や関節があちこちに引っ張られて、ボタンホール変形、スワンネック変形、親指以外の4本の指が小指側に傾く尺側偏位など、特徴的な変形が生まれます。

初期では安静を保つためのスプリントといわれる装具や、関節内へのステロイド注入など保存的な治療をしますが、ある程度以上進行した変形には手術が有効なことがあります。

●人工指関節置換術＋軟部組織再建術

患者自身が力を入れたり、外からの補助があれば、一時的でも変形を戻した状態に保つ関節の柔らかさがあって、関節の形もある程度保たれているときには、緩んでしまった靱帯や腱を縫い縮めたり、骨に縫い付け直したりします。固まって縮んだ組織は剥離や切開などをして、変形を矯正することが出来ます。それ以上に進行しているときには、損傷した関節をシリコン製などの人工指関節に取り替えた上で、腱や靱帯を縫い縮めたり、剥離や切開をする軟部組織再建術を行ないます。

手術時間は1〜3時間くらい、入院は4〜7日くらいでしょうか。もちろん手術にも限界があって、100％の変形や機能の改善は難しいのですが、外観や機能の向上は期待できます。

親指の「Z字変形」（Z型変形）には、関節固定術やシリコン製の人工関節を挿入する関節形成術をします。指が逆方向に折れ曲がり、背側に出張った骨がボタン穴みたいなかたち

141

で腱に穴を開ける「ボタンホール変形」には、指の伸筋腱をつなぐ腱再建法をします。「スワンネック変形」には、関節周囲の軟部組織の剥離術や関節固定術などが行なわれることがあります。

7. 頸椎の手術療法

関節リウマチの患者の30％くらいには、頸椎にも病変が起こっています。頸椎の病変はもっとも動きの激しい上位頸椎の環軸関節という部分の滑膜炎から始まります。

進行すると、固定している靭帯なども損傷して、第1～2頸椎間のぐらつき（環軸関節亜脱臼）を起こします。前かがみになると、骨どうしが擦れ合ってグチグチと音がするようになり、後頭部への知覚神経が圧迫されて、後頭部痛を感じるようになります。脊髄が圧迫されると手指のしびれが始まり、食事や、財布から硬貨を出すなどの細かな動作が難しくなってきます。さらに進むと下肢にも症状が出て、ふらついたり、椎骨動脈が圧迫されるとめまいも起こり、延髄が圧迫されると生命にも関わります。

頸椎治療の原則は、安静と頸椎の固定です。前かがみになる姿勢を可能な限り避け、首の運動は極力しないように気をつけます。

固定には頸椎カラーコルセットという装具を使います。柔らかいものから硬いものまで種類があり、硬いものほど固定

する力は強くなりますが、使用感は低下します。

この装具でも症状が改善せず、CT で亜脱臼が進んでいると診断された時は、関節固定術となります。骨盤から取ってきた骨を移植して、金属のワイヤーやスクリュー、ロットで固定します。術後は痛みがなくなり、しびれなどの症状もなくなりますが、頚椎が固定されるため、コップで水を飲んだり、運転中に後方や周囲の状況を確認するなどの回旋する動きが、少し不自由になります。どれほどの支障が予想されるか、手術前に主治医に確認してください。

また、手術後も 1 ～ 3 カ月はかなり頑丈な、ハロー・ベストと呼ばれる固定器で、骨が癒合するのを待ちます。

8. 下肢・股関節の手術療法

股、膝、足などの下肢は、歩く、走る、立つ、座るなどの動作の多くを担っています。だから、それら部分の関節の破壊が進むと、行動はおのずと制限を受けます。

膝関節の動きが制限されたり（可動域制限）、固まったり（拘縮）、関節がグラグラになったり（動揺関節）、曲がったまま固まったり（屈曲拘縮）すると、思うように行動ができません。股関節が内側に曲がったまま固まったり（内転拘縮）、外反拇趾のような足指の変形や痛む足裏のタコができると、歩行が困難になっていきます。このような症状を改善し、歩く機能を取り戻すのが、下肢の手術療法の目的です。

143

● 人工股関節置換療法

　患者すべての股関節に障害が起こるわけではなく、起こる割合は 15 〜 40% といわれています。ただ、一度起こると、日常動作で非常に力が加わるところであり、かつ運動範囲も広いため、関節破壊は急速に進んでいきます。強い痛みのために歩けなくなると、人工の関節に置き換える手術しか改善の方法がなくなります。

　人工関節の代名詞のような股関節ですが、この手術には特にタイミングが重要です。骨粗鬆症になっていては人工関節が差し込めません。手術までの期間が長すぎると、大腿骨頭が骨盤内に落ち込んだり、骨盤側で股関節を支えている臼蓋が壊れたり、一部がなくなっていたりということが増え、別に骨移植をして、臼蓋を作り直さねばならなくなります。

　また、動きが不自由な期間が長いほど、筋肉の萎縮が進み、術後のリハビリでも筋力が戻らないケースも出てきますから、ベストの時期は、「それほど関節症状が進んでいないが、今後、関節が破壊される可能性が高い」と専門医が判断した時になります。

　手術に先立って、全身の検査と、置き換える関節のX線写真を撮ります。この写真を基に、どれくらいの大きさの人工関節にするか、切る角度はどれほどか、などの手術の細かな手順を決めていきます。これをプランニングといい、実際の手術と同様、重要です。

　骨は無菌状態ですから、どの人工関節を扱う手術室も高度

な無菌状態で、医師や看護師は宇宙服のような防護服を着て、手術に臨みます。手術時間はふつう1〜3時間です。

　人工関節はセラミック、金属、ポリエチレンなどの種類があり、耐久年数も年々伸びていて、今では15〜20年でしょうか（10年以内交換が20人に1人、20年以内で10人に2〜3人）。より快適で質の高い生活を送りたいと、若い世代も積極的に、この手術を受けるようになりました。

　手術の翌日から、ベッドに座って食事をします。2〜3日後には車椅子に乗ったり、立ち上がる練習や股関節を動かすリハビリが始まり、その後、歩行練習も開始されます。術後の経過にもよりますが、入院はふつう3〜4週間くらいで、杖歩行か杖なしの状態で退院し、その後は定期的に通院してリハビリを継続します。

　術後でもっとも注意しなくてはいけないのが、脱臼と感染症です。本来の股関節より多少浅い構造になっているためと、手術の時に股関節をカバーしている強力な関節包を取り除くことが多いため、脱臼しやすくなっているからです。関節包は再生するのにおよそ3カ月くらいかかるので、その間は横座りや高いところによじ登る、落としたものをしゃがんで拾うなどの動作は避けてください。

　また、関節が人工のため、白血球やリンパ球が届きづらく、入院中に感染症にかかりやすくなります。膀胱炎や腎盂腎炎などの尿路系の感染症や虫歯などが人工関節の感染症の原因になる事がありますので、これらの積極的な治療も重要です。

145

人工関節の寿命を延ばすために大切なことは、関節への負担を高めないために太りすぎないことと、西洋式の生活にすることです。ベッドのほうがからだに負担が少なく、トイレも同様です。

そして、もっと大事なこと。それは手術を避け、痛みに耐え続けることはできない、我慢しても痛みは消えないということです。多くの場合、状況を悪化させるばかりで、好転することはありません。我慢することなく、一歩踏み出す勇気が重要です。

9. 膝の手術療法

膝の関節は大腿骨、脛骨、膝蓋骨の３つから成り、体重を支えながら、曲げ伸ばしのほか、ひねることもできるという、動くことについては、とても重要な関節です。関節の破壊が進むと、変形して激しく痛み、歩行など日常生活動作に著しい支障があります。

●滑膜切除術

薬物療法やリハビリで効果が上がらないときは、内視鏡による滑膜切除術が、一つの方策で、痛みを和らげ、炎症の広がりを抑えてくれます。ただ、術後、しっかりリハビリテーションをしないと、手術前よりも膝が曲がらなくなることもあります。１～２週間の入院です。

●人工膝関節置換術（Total Knee Arthroplasty：TKA）

第5章 部位ごとの手術療法

　レントゲン写真で関節裂隙がかなり少なくなっていて、強い痛みのために歩きにくいときは、人工膝関節置換術を提案します。人工関節の耐用年数は股関節よりも長く、4分の3以上の患者で20年以上もつといわれていますから、若い世代での手術も増えています。

　手術は通常全身麻酔で、膝関節前面を8〜15センチ切開して、滑膜や損傷している部分を取り除き、人工関節に置き換えます。手術時間は1〜2時間です。

　翌日からベッドに起き上がって食事をし、2日後には車椅子に乗ったり、立ち上がる練習や膝を動かすリハビリ、そして歩行練習が始まります。入院はふつう3〜4週間前後、退院のときは杖をつくか、杖なしで歩けるようになっています。

　退院後も定期的に通院し、必要なリハビリを継続します。経過が順調なら、膝は平均120度まで曲げることが出来るようになり、1割の人は正座ができるまでになります。ただし、人工関節部の感染、骨と金属の緩み、静脈血栓症などには注意が必要です。手術に際して血液が固まりやすい状態になっている上に、術後は下肢をあまり動かさないため、下肢の血流が停滞して血栓ができることがあるのです。これが静脈血栓症で、人工膝関節手術ではもっとも多い合併症といわれています。

147

10. 足（足首）の手術療法

　足関節（足首）の痛みや変形は、多くの場合、足首の関節が破壊されたことが原因です。破壊の程度が中等度までなら、変形の程度が大きくならないうちにというのが条件ですが、「人工足関節置換術」の適応になることもあります。ただ、実際には足首の人工関節置換は年間 200 例程度で、あまり行なわれておらず、重症例では「足関節固定術」が考えられます。足首を固定したら歩けなくなると思われるかもしれませんが、足首には関節がたくさんあって、歩けないということはありません。安心してください。

● 関節固定術

　手術には、病状の進み方によって、一関節固定と二関節固定の 2 通りがあります。

　足関節の下にある距骨下関節にも関節破壊が及んでいるときには、骨接合材料「髄内釘」という金具で 2 つの関節を同時に固定します。足首が内側や外側に曲がっている重度の変形でも手術ができ、成績は良好です。これが二関節固定です。足関節だけ破壊されているときは一関節固定ですが、この時は関節鏡を使ったからだを傷つけることの少ない手術が行なわれることがあります。

　手術は全身麻酔で、二関節固定のときには、足底に 2 cm、足関節外側を 5 〜 10 cm 程度に切開して、損傷した関節表面

148

第5章　部位ごとの手術療法

を削って形を整え、足底から髄内釘を挿入します。一関節固定のときは、足首の前面に0.5cmほどの小さいキズを2つつくって、そこから関節鏡を挿入して、破壊された関節表面を削ったあと、内くるぶしの上に5cmほどのキズをつくって、そこから足首を固定するスクリューボルトを挿入します。どちらも手術時間は1〜2時間ほどで、入院期間は3週間、キズが落ち着き次第、歩行訓練を始めます。

11. 足指（足趾）の手術療法

　関節リウマチ患者の70%以上が「靴」で悩んでいて、また、20%が足指や足裏の痛み、違和感から発症し、そのような足の痛みを諦めている人が10%以上います。

　リウマチ患者の足（リウマチ足）の特徴は、足首（足関節）や踵周囲（後足部）の変形、外反母趾や足指の脱臼などの変形が原因で痛んだり、タコができることです。まず医療施設で行なうことは、足底板などの装具やリハビリの指導を受けながら、足圧が分散してしっかり踏み込める靴を勧めて、履いてもらうことです。それでも歩くと足首や足裏が痛み、足の指が靴にあたって歩けないときは、手術となります。

　足指の変形の代表が「外反母趾」と「槌指」です。

　足の親指の付け根の関節の滑膜が炎症を起こすと、次第に関節が破壊され、関節が緩んだ結果、変形が始まります。親指は歩く時の踏み返しに重要な働きをするところで、さまざ

149

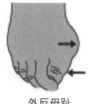

外反母趾　　　　　槌指

まな筋肉や靭帯がついていますから、その筋肉や靭帯に引っ張られてどんどん変形が進行し、外反母趾になります。

親指以外の４本の指の指先が曲がり、浮いたようになるのが「槌指」です。指の付け根の関節が滑膜炎となり、脱臼して、指先が地面から離れる方向に持ち上がってきたためです。その結果、中足骨の末端に圧がかかってタコ（胼胝（べんち））ができるし、山型に変形した第２関節の曲がった部分の皮膚はタコのように厚くなり、触ると痛みます。つまり関節リウマチ足の患者は、足指の背側にも、足裏側にも痛いタコが出来るのです。

タコは、自分で削らないでください。関節の脱臼が原因ですから、それを治さない限り、削ってもまた出来ますし、細菌が入って化膿したら大変です。

手術は患者の足の状態に合わせて、いくつかの方法を組み合わせて行ないます。そして歩けるようになれば、手や肘、肩という上肢の負担も減ります。下肢の治療が優先されるのは、このためです。

第 5 章 部位ごとの手術療法

a. 親指

　親指の変形を治すには、関節温存手術ともいわれる「中足骨骨切り術」、もしくは「切除関節形成術」「関節固定術」「人工関節置換術」という選択肢があります。

● 中足骨骨きり術

　足指の変形でふつうの靴が履けない患者には、一部の骨を切ることで矯正して、母趾の関節だけ残し、踏み返しができるようにする手術が勧められます。中足骨を切って、外反母趾を矯正する方法です。

● 切除関節形成術

　関節破壊が重度の場合に中足骨の末端を関節ごと切除する手術です。痛みは消え、外反母趾も矯正できます。踏ん張り力が少し弱くなって、足も少し小さくなりますが、日常生活に大きな影響はありません。

● 関節固定術

　痛みなどを矯正するため、中足骨と足指の骨の一部を切ったあと鋼線（針金）やスクリュー（ネジ）で固定します。爪先立ちがしにくくなりますが、日常生活に大きな影響はありません。

● 人工関節置換術

　関節破壊が重度な場合、関節の一部を切り取って、シリコンなどでできた人工物に取り替える手術です。痛みが取れ、外反母趾が矯正されるだけでなく、関節の動きも残せますが、人工物の破損や細菌感染の危険性があります。

151

b. 親指以外

　手術する足指の本数は、変形の程度によって違います。1本だけという人もいれば、4本全部という人もいます。手術の方法は、骨切り術と、切除関節形成術があります。

●中足骨短縮骨切り術

　中足骨の一部を切り取って短かくすることで、指の関節を温存して脱臼を治す手術で、2010年ごろから普及してきました。短かくしたあとは鋼線で固定しますが、手術後3週間経って抜くまで、鋼線は足の先から出ている状態になります。

●切除関節形成術

　中足骨の末端を切り取ることで指先の変形を改善し、擦れなくなった結果、タコも徐々に消えていくのを狙った手術です。手術中に指先の不安定感を感じた時には、骨を鋼線で固定して、鋼線を足先から出し、術後3カ月で抜き取ります。

c. 入院中などの注意

　病室では、前方に力がかからないように、踵歩行に適した医療用サンダルを履きます。手術したところは鋼線で固定しているだけなので、爪先立ちなどで力を入れたりすると、骨がずれてしまうからです。慣れないと歩きづらいので、理学療法士とともに歩行練習をします。入院中は週に1〜2回、キズの処置を行ない、2週間で抜糸して退院です。手術した足は包帯で固定し、踵歩行用のサンダルを履きます。

　退院後、最初の外来受診のときにも、そのサンダルで来て

第5章 部位ごとの手術療法

ください。足を固定していた包帯をはずし、指先から出ている鋼線を抜きます。

　足の手術でもっとも大変なのは、時間がかかるということです。抜糸までに2週間、切った骨同士が癒合するのに8週間以上、腫れが引くのに8～12週間、爪先立ちが出来るのも12週間以後です。タコはそのころまでに自然に改善しているはずです。

第6章

リハビリテーションと日常生活の注意

日常生活の注意について、全体的なことからお話しします。

　一つは、リウマチだからといって、クヨクヨするのはよくないということです。日本医科大学にいらした吉野槇一先生の有名な実験では、面白い話を聞いて笑ったあとは痛みが軽くなって、血液を採ってみると、炎症を起こすサイトカインが減っていたそうです。

　逆に、かなりストレスがかかったときに、関節リウマチが多く発症しているという報告もあり、昔から社会状況が悪化してくると、男性の関節リウマチが増えるともいわれています。気持ちの持ち方が、かなり重要で、このことからもクヨクヨするのは百害あって一利なし、ということになります。

　だから、二つ目のポイントが、やたら病気を恐れるのではなく、自分が罹っている関節リウマチという病気がどういうものかを理解することが大事だということです。特に、発症初期の時などに、これからどのように自分の病気が推移していくのかという知識や、クスリのいい面と悪い面の理解がしっかりしていれば、ネットなどで見かける根拠のない情報に惑わされることもなく、寛解とその先にある治癒という目標に向かって、進むことができます。

　三つ目は、過度に太らないこと、です。体重が増えれば、それだけ関節に過重な負担をかけます。関節の病気に変形性関節症があり、膝や腰の関節に負担がかかっていると発症するのですが、リウマチ患者でも、同様に関節に過重な負担がかかると、変形性関節症の要素が出てくることがあります。

第6章　リハビリテーションと日常生活の注意

　そして、なるべく家にこもらず買い物や散歩に出ること。家のことも含めて、自分でやれることはやることです。そのためには、関節に負担のかからない体の動かし方（病院でのリハビリテーションの時に作業療法士が教えてくれます）を覚え、道具や備品は使いやすいように工夫することです。たとえば、椅子は高めのものに、トイレは洋式に、水道栓はレバー式にする、靴は先が丸くかかとの低いものにするなど、身の回りの環境を整えて、普段の生活を過ごしやすくするというのが、日常生活で注意することの基本です。

　幸い、食べることにはとくに注意はありません。バランスよく食べることです。アルコールも度を過ごさない範囲でなら大丈夫ですが、タバコは、あとで理由をお話ししますが、禁煙が原則です。

　リハビリテーションというと、体を動かすことだけと思っていませんか。体を動かすことは、関節を固まらせないで、筋肉に支える力をつけるという意味で大切ですが、それだけなら、関節症状の強い時はリハビリが出来ません。そうではなく、温めたり冷やしたりというのも、リハビリテーションの大事なメニューの一つです。

　温めるという言葉で、温泉をイメージされるかもしれません。アスピリンが充分に使える前には、リウマチの治療は、温泉しかなかったのです。わたしは以前、九州大学整体防御医学研究所におりました。別府の「温泉治療学研究所」と称していたところで、温水プールがあって、理学療法士の指導

157

のもとで治療が行なわれていて、けっこう痛みをとる成績が良かったのです。

　温泉に入ると、関節の痛みがとれるだけでなく、関節を今まで以上に動かせるようになります。筋力もついて、寝たきりだった人が手足を動かせるようになるし、関節のまわりのこわばりもとれて、手足が伸びるようになります。

　そんなふうに専門家の指導できちんとやればいいのですが、リウマチ即温泉と短絡的に考えると、よくありません。特に激しい炎症が起こって関節が痛んでいるとき、さあ大変だ、この休みに温泉へ行って、などというのがいちばんいけません。慢性期なら温めると痛みもとれますが、炎症が激しく起きている時に温めてはいけないのです。

　そして、温泉へ行くもう一つの効用を、すっかり忘れています。自宅を離れ、温泉地でゆっくり時間を過ごす精神的な解放感、これも温泉の効果として大きいのです。とはいえ、温泉だけでリウマチを治すことはできません。このことをきちんと理解することも重要で、温泉とはあくまで補助的な手段です。

　リハビリテーション療法は、理学療法、作業療法、装具療法という、３つの分野に分かれています。全ての目的は「本来あるべき状態への回復」ですが、障害というマイナス面ばかりに焦点をあてるのではなく、患者が幸福に生活できるようにすることがリハビリテーションの目標であり、そのため

第6章 リハビリテーションと日常生活の注意

に医師と看護師、理学療法士や作業療法士、ケースワーカーなどがチームを組み、日々、支援にあたるのが理想的な医療です。

●理学療法〜運動や温熱、光線などで痛みを和らげ、炎症を抑え、血液の循環をよくします。運動療法の前に行なうと効果的で、温熱療法などの物理療法と運動療法があります。病状が早期では、関節可動域の拡大、筋力の維持。中期以降では関節機能の改善、動かし過ぎによる軟骨破壊の予防が目的になります。

●作業療法〜普段の生活の動作を見直して、早期のうちではその維持、中期以降では日常動作の機能を回復・改善をするものです。

●装具療法〜早期ではサポーターで手足の保護を、中期以降では、手指、足などの関節の変形を予防し、矯正するものです。移動動作をラクにするために膝の装具、手指スプリント、足底板、杖、頸椎カラーなどを使います。健康保険で認められていませんので、少し高価なことが欠点ですが、作業療法を担当・指導している療法士の方に相談すればいいでしょう。

　この3分野の内容を、発症の当初から患者は知っておく必要があります。関節破壊は初期から起こると言いましたが、そのときに関節を痛めるような動作をしないことが大切なのです。医師としても、指や手首などに負担をかけない適切な動作を伝えなくてはなりません。つまりリハビリは、関節リウマチと診断されたその日から始まるもので、けっして、ク

159

スリや手術で治らなかった障害をカバーするだけのものではないのです。

リハビリに携わる医師のもっとも大事なことは、患者の状態を正確に把握し評価することです。そして、理学療法士の仕事とは、そんな医師の処方を手に、患者の障害の質や程度を自分の目で診断して、その人に応じた目標を設定し、理学療法と呼ばれる運動や体操を中心とした訓練プログラムを組んで実施していくことです。

同じように、作業療法士も、患者の障害の質や程度を評価し、目標をたてて、訓練をします。とくに力を入れるのが上肢の機能訓練や、食事、更衣、トイレ、入浴などの日常の基本動作が楽にできるようにすることです。障害に応じて、使いやすいように柄のついた櫛や台のついた爪切りなど、自助具とよばれるものを作るのも作業療法士の仕事になります。

このようなさまざまな職種の人がチームを組んでやっていくのが、理想的なリハビリテーションで、そのなかには家屋の改造も含まれます。家庭に復帰するのが社会復帰の第一歩ですから。

1. 物理療法〜痛みをとる

物理療法は、温熱、水、光線、超音波などの物理的な刺激を利用して、炎症や痛みを和らげる療法です。

物理療法の中でもっともよく使われているのが温熱療法で

第6章 リハビリテーションと日常生活の注意

す。関節を温めると、ちょうど温泉に入ったあとのように、関節や筋肉がほぐれて動かしやすくなります。運動療法の前に、蒸しタオルを当てている人も多いでしょう。これにはホットパック、パラフィン療法、マイクロ波、超音波などのメニューがあります。

なかでもホットパックは簡便で、電子レンジで温められる市販品も売られていて、自宅でも実行可能です。これにはシリカゲルのような乾燥剤が入っていて、患部に当てれば血流が良くなり、痛み物質や老廃物が排出されて痛みを和らげてくれます。温めたホットパックにタオルを巻き、皮膚に当たる温度を42〜43度に調整します。44〜50度と少し高い状態で長時間当てていると、いわゆる「低温やけど」を起こすことがありますから、注意が必要です。

パラフィン療法は、容器の中でパラフィンをあたためて溶かし、そのなかに手を何回も入れては引き上げることを繰り返して手の周りにパラフィンを付着させ（パラフィン・グローブといいます）、タオルでくるんだあと20分ほどあたためるものです。自宅でもできるリハビリで、パラフィンは何度でも使うことができます。パラフィンのいいところは、水よりも熱伝導率が低いため、じんわり温まってくれるところです。

病院でマイクロ波とか赤外線、レーザーを使われた方も多いでしょう。股関節や膝など、大きな関節の深部まで熱が届くことが特徴ですが、マイクロ波はペースメーカーや人工関節などを入れている人には使えません。

161

逆の寒冷療法もあります。氷のうやビニール袋に氷と水を入れて、タオルやカバーにくるんで患部にあてて冷やすことでむくみを抑え、炎症を鎮めて痛みを和らげる治療法で、筋肉の痙攣防止にも効果があります。水を多くするのがコツで、ゆっくり転がしながら冷やしてください。冷やした後は、反射で血管が拡張し血流が増加するため、逆に温まり、筋肉の緊張もやわらぎます。市販品には、電子レンジで温めれば温熱、冷蔵庫のフリーザーで冷やせば寒冷と、両方に使えるものもあります。

　痛んだり腫れていて炎症が急に活発になったときには「冷やす」のが基本ですが、冷やして気持ちがよくなければ、すぐに中止してください。落ち着いている慢性期には、なるべく温めるようにするのが原則です。

2. 運動療法〜機能を維持する

　運動療法の目的は、筋力強化、可動域訓練、持久力訓練、歩行訓練を通じて、体全体のバランスを改善させて、患者の状態に合わせた歩き方、走り方などの能力の維持・改善です。また、暮らす環境に応じた身体機能の維持・改善も目的です。

　病院で理学療法士がやってくれるのが「他動運動」、体操のように自分で動かすのを「自動運動」といい、どちらも関節や筋肉の働きが失われていくのを防ぎ、残っている機能を最大限維持するために必要不可欠です。

第6章 リハビリテーションと日常生活の注意

　関節リウマチ患者の運動としてもっともいいのは、水中ウォーキングなど、温かい水の中での運動です。水の中では膝の関節や股関節に体重の負担がかかりません。施設に行かなければできませんが、全身持久力の低下を予防するうえで大切なウォーキングなどの有酸素運動は、自宅ででもできます。

　関節リウマチの人のリハビリが難しいと言われるのは、安静と運動のバランスを上手にとらなくてはいけないからです。炎症の強いときに無理な運動で関節に負担をかけるのも問題ですし、安静をとりすぎて関節が拘縮や強直を起こし、筋力が低下するのも困ります。

　腫れたり炎症があるうちは安静が原則ですが、炎症が治ったら、多少痛みがあっても全体の関節をゆっくり動かして、関節が固まらないよう、筋力が落ちないようにしなくてはいけません。ふつうは午後になると、こわばりもとれ痛みもなくなりますから、そんなときに行なうといいでしょう。

　病院では、一人一人にあった体の動かし方やリハビリの仕方、運動強度などを理学療法士が指導してくれます。問題は、自宅で患者自身が体操をするときです。関節リウマチになると、健康な同年代の人に比べて、筋力が約60％程度も低下しているという報告があります。筋力を鍛えることは必要です。歩いたときの膝にかかる衝撃をやわらげ、関節の不安定性を改善することが期待されるからです。

　一般的な注意として、関節を動かした2～3時間後か翌日

に痛みが前よりも強く残っているなら、その運動は強すぎます。体操も同じで、やってから2〜3時間後の体の様子に気をつけてください。痛みがないようなら、その体操はしても大丈夫ですし、可能ならば、定期的にするほうが良いと考えてください。

　できれば1日のうち2回くらい、体中の関節を思い切り伸ばしたり曲げて動かすこと。ネットには、そのためのリウマチ体操がたくさん紹介されていますので、参考になります。

　ただ、どの体操でも守って欲しいのが、

●勢いや反動をつけないこと、

●少し痛くてもゆっくりと動くところまでやって、関節の可動域を広げること、

●やりすぎて、亜脱臼になる場合があるので、首の体操はやらないこと、です。

　炎症が強いときには関節を動かさないで、筋肉に力を入れる「等尺性（アイソメトリック）運動」というのがあります。

　理論的には、上肢は関節の動く範囲を増大させることを主とした運動（関節可動域訓練）を行ない、体重を支持して移動する機能を果たす下肢は、歩行のための筋力を強くすることを主とした運動をすることとなっていて、それに全身を使った有酸素運動を加味することで、少しずつからだを動かす体力をつけることが可能になります。

　以下はエクササイズの一例です。（回数は10回を1セット

第6章　リハビリテーションと日常生活の注意

として、１日２セットが目安です）

a. 上肢のエクササイズ〜関節可動域訓練が中心

　関節にいったん変形拘縮が起こると、改善することが困難なことが多く、上肢の動く範囲を増大させる関節可動域訓練は、治療より予防が効果的です。

　腕が伸ばしにくくなると、衣服の着脱や襟元のボタンかけ、食事動作、洗髪や背中を洗うなどの動作がやりにくくなります。握力が落ちてしまうと、タオルを絞る、蛇口の開閉、ドアノブを回す、爪を切るなどが不便になります。これらを予防するため、とくに肩関節やひじ関節の可動域を維持、改善することが重要です。

①肩の運動

- 仰向けに寝て、大きく息をしながら、両手を握って頭の上に持っていきます。
- 両手を頭の後ろで組み、ゆっくりと開いていきます。腕の重みを利用すれば、無理なく肩を動かせるでしょう。
- そのあと、ゆっくりと腕を閉じていきます。

②ひじの運動

- 座るか、仰向けに寝た状態で、手の重みを感じながら、ゆっくりとひじの曲げ伸ばしを行ないます。

③手関節・指関節の運動

- ひじを90度に曲げたまま手のひらを上に向けたり下に向けたりするように、手首を回します。このとき肩を動かさ

165

ないよう注意してください。

- 指をできるかぎり大きく開いたり、握ったりします。
- 太めの缶を用意して、ゆっくりと指に力をいれて握ったり、ゆるめたりします。

b. 下肢のエクササイズ～筋力を増大させるのが目的

　歩いていないと寝たきりになると思い、関節が痛いのに我慢して長い距離を歩いたり、階段を何回も上り下りをするなど、間違った運動をする人がいます。そんな無理は禁物、関節に過度な負担をかけると、炎症がひどくなってしまいます。筋力を増やしたり強くするには関節を動かさない等尺性運動が効果あります。

① 股関節

- 仰向けで両膝をたて、お尻を持ち上げたまま３～５秒間、維持します。息を止めてすると血圧が上がるので要注意。息は止めないで、お尻も上げすぎないこと。また頸椎が痛い人は避けること。「大臀筋」の筋力強化のブリッジです。
- 椅子に腰掛けたまま上体をまっすぐに伸ばし、足を真上に引き上げて、足踏みをします。体が倒れると効果が半減します。「大腰筋」の訓練です。

② ひざ関節

- 仰向けでひざ下に置いた枕などを、ひざの裏で３～５秒間、押し続けます。押している間は息を止めないこと、枕が高すぎると、ひざに負荷がかかりすぎますから、足が少し浮

第6章　リハビリテーションと日常生活の注意

くくらいの高さがベストです。枕を押すときは足関節をそらしながら行なうと、下腿の筋肉が伸ばされて、より効果的です。関節を実際には曲げないで、「大腿四頭筋」の筋力を増強させる「大腿四頭筋セッティング」と呼ばれています。

● 太ももや下腿に力をいれて、ひざと足首をのばし、下肢全体を挙げたまま3〜5秒間、維持します。ひざを曲げないこと、足を上げる高さは足が少し浮いたくらいで充分です。「下肢伸展挙上運動」といいます。

③ 足関節、足指

● 仰向けになって、左右の足を同時に、脛の部分に力をいれてつま先を持ち上げ、3〜5秒間、保持した後、つま先を下に下げた状態で、3〜5秒間、その姿勢を保ちます。

● ゆかにタオルを敷いて、椅子に腰掛け、足指だけでタオルをたぐり寄せます。

c. 体幹のエクササイズ

日常動作を安定して行なうには、体幹の筋力、とくに腹筋が重要です。下肢の筋力が低下している人が腹筋も弱いと、歩行が不安定になってしまいます。

腹筋の筋力をつけるには「両下肢同時挙上」というエクササイズが効果的ですが、患者の多くは頸椎にも病変が認められることが多いので、頸部に負担をかけないように行なう必要があります。

●床に背中をつけて、ひざをのばし、両足をそろえて軽く上にあげます。このとき首を曲げないこと、そして、無理に両足をあげすぎないことが大切です。

　エクササイズの全体的な注意点は、勢いをつけず、ゆっくりした動きで、「徐々に」「少しずつ」行なうことです。理学療法士の運動指導を優先し、日々の生活の中で活動量をふやしていくことが大切です。

　ただ大事な注意点を一つ、始める時、首の運動については実施していいかどうか、主治医に確認し、ほかの体操も病院の理学療法士に、こういう体操をしていると伝えてください。

　運動は特別なものではありません。からだを動かすことを習慣にする、暮らしの中に運動を上手に取り入れることが大事です。暮らしの中のどんな家事や道具仕事も体操になります。

3. 作業療法
〜日常動作の機能を回復・維持する

　「関節に負担をかけないように」とは、よく聞かされる言葉です。しかし、どんな動き方をすると関節に負担がかかるのかを知らなければ、ただ動かないことになり、関節の拘縮や筋力の低下につながります。そんなときに頼りになるのが、作業療法と、それを指導する作業療法士の人たちです。

第6章 リハビリテーションと日常生活の注意

　作業療法とは、体に痛みや動きにくさがあったとき、動作や姿勢、道具を工夫して、患者自身が自分のしたいことをできるようにする、つまり、日常の生活機能を維持し高めるための療法で、一言で言うと、自立のためのトレーニングです。

a. 動作のやり方を考える

　健康な人ならなんでもないことが、関節リウマチの患者には関節の負担になってできない、やりにくいことが、身の回りにはたくさんあります。その解決策を探ります。

①椅子から立ち上がるときは、手首の関節に負担がかからないように、手のひら全体を使うようにします。前腕全体で体を支えるのもいいでしょう。

②タオルを絞るときは、蛇口などにタオルをかけて、反対側を両手でもって絞ります。

③ポットから湯を注ぐ時は、お盆のような物や台の上に置いて、高さをつけて注いだり、空いている手で支えます。片手で注いだりしないことです。

④カップなど、少し重量のあるものを持つときは、なるべく両手で。それも手のひらで受けるようにして、指関節の小さな関節を使わないようにします。

⑤ヘラを使う時は親指を下にせず、親指を上に、ぎゅっと握ったまま混ぜること。すべての調理器具に共通です。

⑥両手鍋を持つときは、ミトンを使って、手のひら全体で支えること。フライパンを使う時も必ず両手で。

169

その他では、

- 外出するときは、リュックサックやキャスターつきのカートを利用して、1カ所の関節に負担が集中しないようにします。
- バッグを持つときは、持ち手は指先にかけず、できるだけ肩にかけるように。そんなデザインのものを選びます。
- 拭き掃除の時は、手首の関節を曲げたりひねったりしない動作を心がけます。
- パソコンなど長時間、コンを詰めてしないこと。
- 長時間の立ち仕事や歩行もやめましょう。
- 枕は小さく低いものに。丸めたバスタオルで代用するのもいいでしょう。首の前方への曲がりすぎを防ぐためです。
- 座ったままでなるべく作業をできるようにするため、キャスター付きの椅子を使うこと。
- ビンの栓を抜くときは逆手で。
- コンロや流し、調理台の高さを使いやすい高さにします。
- 腰掛けたまま手が届く範囲に、器具や材料を置くように心がけます。
- タンスの引き出しには紐をつけて開けやすくします。

b. 自助具を使う

　自助具という道具を上手に使って関節の負担を減らすことを勧めるのも、作業療法の一つです。2015年のリウマチ白書では、現在不安なこととして「日常生活動作（ADL）の低

下」を65%の患者が挙げています。その不安を少しでも減らすためにも意味があります。

　自助具の目的はシンプルです。患者が望む暮らしをするために「自分で、自分のことが、自分がしたいとき、自分が思うようにできる」のを支えることです。

　既製品の自助具もあり、一部は「日本リウマチ友の会」の冊子「生活便利帳」に掲載されています。また、作業療法士が作ってくれることもあります。既製品の場合、使いやすさは患者ごとに違いますから、口コミの情報なども活用し、使い比べてください。

●ペットボトルオープナー

　ペットボトルの蓋はけっこうきつく閉まっていて、手の変形や握力の低下がなくても、開けるのに往生します。開ける道具があれば便利ですが、蓋の直径の違いで対応できないものもありますから、購入前に売り場でよく見て下さい。

●リーチャー

　肩や肘のわるい人は、高いところや遠いところに手を伸ばすのが困難です。リーチャーは、そんなときの孫の手のような道具で、衣服の着脱には柄が短いもの、足元に落ちたものを拾ったり、ハンガーをひっかけて洗濯物を干すときには長めのほうがよく、用途によって使い分ける必要があります。マジックハンドもリーチャーの一つです。

●ソックスエイド

　下肢関節の可動域が狭くなっていると、靴下を履くのにも

四苦八苦します。そんなときの道具です。靴下を脱ぐときは、リーチャーを使います。ストッキングエイドもあります。

●クスリ取り出し器

錠剤やカプセルが取り出しにくい場合に使います。既製品は押し出す先が細いために、取り出しにくかったり、受け皿がケース状になっていないため飛び出すことがあったり、形そのものが大きすぎて外出時には向かないなど、それぞれ特徴や欠点があります。購入前に使い比べることができればいいでしょう。

●ボタンエイド

ボタンかけをラクにしてくれる道具です。

●ステッキ

歩行を楽にしてくれるものですが、種類がたくさんあるので、自分に合ったものを選んで使いこなしてください。症状が軽いうちは一般的なステッキタイプやT字杖が使われますし、下肢の手術後には松葉杖も使われます。握力のない人でも持ちやすいのが、握りの部分が手の形になったT字杖に似ているフィッシャー杖か、手首の負担を軽くしてくれるロフストランド杖です。

自助具で大事なことは、合うものがないと諦めないこと。作業療法士に相談すると、案外、道が開けるものです。

C. 家庭内環境を整える

その他に、関節の負担を軽くできるような住環境や生活ス

第6章　リハビリテーションと日常生活の注意

タイルの提案も、作業療法士の仕事です。

　玄関や階段のような段差の大きなところや、浴槽に手すりをつけ、トイレは洋式にし、浴室には滑り止めマットを敷き、風呂椅子も低いものではなく、介護用の高いものにする。ドアノブや家の中の蛇口を全部レバーハンドルにするのもいいでしょう。屋内の改造には、障害の程度によって助成金が出ることもありますから、地元自治体の福祉関連部署に相談してみてください。

　通院のときには、図画工作、書道、パソコン操作などの作業を患者にやってもらうことで、機能回復を図ります。関節リウマチになると、指先の細かな作業がしにくくなることがあり、そのまま放置していると、機能はさらに低下していきます。趣味として楽しめて、それがしぜんにトレーニングになっているメニューが作業療法のメリットの一つです。

　これらのメニューは、患者がどれくらいの日常生活動作を実際にできているのか、問診や触診の診察から医師が判断し、それをもとに作業療法士がその人にあったものを指導するというかたちで進められていきますが、一連の提案でもっとも大切なのは、「工夫すれば、意外とできる」という実感を、患者に経験してもらうことです。

4. 装具療法

　「装具」というのは、関節の負担を軽減して、変形の予防

173

やその矯正を行なうものです。治療用装具と更正用装具とがあって、炎症部分の安静を保つことで鎮静作用もあり、医師や作業療法士が相談しながら、患者に合わせて調整し、オーダーメイドでつくります。

装具の一つが、頸椎を保護するために首に巻く「頸椎カラー」です。装着し続けた患者の頸椎が安定してきたということも聞くし、自分の指の変形にあった「スプリント」という装具を2～3年つけていたら、指の変形が改善されたというケースもあります。装具を長期間つけること自体が治療なので、装具療法というのです。

面倒とか、うっとうしいと思われるかもしれませんが、主治医に勧められたら、ぜひ積極的につけてみてください。ただ、つけっぱなしにしていると、かえって筋肉などを弱める事態も出てきます。いつまでつけなくてはいけないのか、外すときはどうするのかなども、主治医によく尋ねておいてください。

装具療法は、装具を駆使して、患者の毎日の暮らしを、関節の負担にならないように過ごしてもらうことを目的とした治療なのです。

●頸椎のカラー

頸椎の第一第二間の環軸関節の亜脱臼は、多くの関節リウマチの人にみられる症状です。検査などで、神経学的に異常がないと診断された場合、首の周囲に巻いて、不意の衝撃などから頸椎を守る装具のみで経過をみることもあります。ス

ポンジでできたやわらかい既製品のものから、下顎部から前胸部、後頭部から項部と広範囲にカバーして、過度な前屈運動を制限するフィラデルフィアカラーとよばれるポリエチレン性の硬いものまで、たくさんの種類があります。

- 肩、肘、手関節に使う装具

肩には疼痛緩和のための三角巾のような保温用サポーター、肘ではぐらつきや疼痛がひどいときに保温用サポーターや支柱つきサポーター、肘に炎症が起こったときにはエルボーバンドで固定されます。手関節の装具には、安静を目的にしたものと、指が小指側に傾く「尺側偏位」の矯正のためのものがあります。

- 手指に使う装具

親指のCM関節という、手首にすぐ上の関節が痛む患者も少なくありません。そのときは手首までかかる装具が使われます。また、親指のZ状変形にはサポーターのような形の柔らかい装具が使われます。

手指のスワンネック変形やボタン穴変形には「リングスプリント」(写真)という指輪型装具が、矯正と変形予防の効果があります。腫れなどが引くとブカブカになったりするので、適切なサイズを使うよう注意しなくてはなりません。

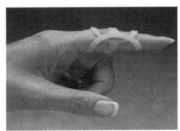
リングスプリント

- ひざ関節に使う装具

保温することで疼痛を和らげるサポーターや、グラグラする不安定性をなおすための支柱つき装具、変形の矯正を目的としたプラスチック装具など、さまざまあり、これらを組み合わせたものもあります。着脱に便利な前開き式の装具もあります。

●足・足指に使う装具

足の親指の付け根の関節が亜脱臼を起こしている時、関節形成術を行なうこともありますが、足底板などの装具で対処することもあります。メタタルザルサポート（第2〜第4中足骨骨頭部より持ち上げて支持するもの）やアーチサポートなどという靴底をつくって、靴の中に入れて使います。室内用もできます。

この足底板（インソール）にはいろいろな形やタイプがあって、使い分けます。例えば外反母趾や内反小趾に加え、足指が槌指になっていると、全体としてつま先が三角形に変形し、足裏の靭帯も弛緩するため扁平足にもなり、これが原因で足裏にタコやウオノメができます。変形の初期には足袋や五本指の靴下な使われますが、進行期では専用の足装具や足底にクッションパッドをいれた足底板が使われます。

足関節、アキレス腱などの後足部、足根部に複合した変形がある時には、変形の進行を止めるため、くるぶしあたりまで覆う、半長靴型の装具が勧められることもあります。今の足の形を固定することで、動きやすくする治療です。ただ装具が重いこと、室内で履きにくいこと、かぶれがあることな

第6章　リハビリテーションと日常生活の注意

どで、嫌う患者が多いことも事実です。

変形が原因で、左右の足の長さが違ってくることもあります。その脚長差が２センチ以上になると、補正が必要になります。そのときには装具にフレアヒールというヒールをつけて、高さを調整します

外出のときには柔らかい素材でできた靴に、フェルト加工の中敷をいれた「リウマチ靴」として販売されているものを使うのもいいでしょう。足の形に応じて作ることができ、最近ではファッション性のあるものもつくられるようになりました。多くの場合、保険が適応されます。

ただ、多くの患者が靴選びに難渋しているというのも事実です。痛みや腫れのためにそれまでの靴では歩きにくくなり、足の底にタコやウオノメができ、指の変形が進むと、合う靴がなかなか見つからないのです。

いま少しずつ病院や整形外科のクリニックに、「靴外来」という標榜科をだす施設がふえています。病気のために足に変形が起こり歩行に障害が出た人を対象に、その人にあった靴やインソール（足底板）をオーダーメイドでつくる専門外来です。医師の診断書に基づいてつくった装具は、保険が適応されます。もし自分がかかっている病院に足外来がなく、靴に困っている場合は、近くの施設に紹介状を書いてもらいましょう。手間や費用はかかりますが、自分の足に合った靴を履いて外出するのは、それ以上の楽しみだと思います。

足の変形が始まっている患者には、医師に今後の治療方針

177

を確認してもらったあと、理学療法士や作業療法士、あるいは義肢装具士と相談しながら、変形の程度に合わせた装具やインソール、靴型装具などを勧めていくことになります。医師の処方があれば、はじめに全額を支払わなくてはなりませんが、そのあと保険の種類に応じたお金が還付されます。

●装具の費用負担

装具には治療の一環としてつくる「治療用装具」と、生活の自立のために使う「更正用装具」があり、それぞれ費用負担の内容や、その手続きが違います。

「治療用装具」〜病状固定前の練習用の仮義足や患部変形の矯正用など、医師の処方のもと、健康保険を利用してつくる治療そのものを目的とした一時的な装具です。療養費払いという制度になっていて、装具が出来上がると、業者へ装具料金の全額を支払い、その後、各医療保険窓口に申請手続きをすることで、保険制度に応じた金額が返還されます。日常生活や職業上必要とされるものは対象になりません。

「更正用装具」〜治療が終わり、障害が固定したあとの日常生活向上を目的とした装具で、社会福祉制度によって手続きが違ってきます。労災保険や障害者総合支援法の場合には、製作または修理に関する　費用が支給されます。

いずれにしても手続きなど、慣れない人にとって、どちらも厄介です。どうすればいいのか、自治体の「更正相談所」に相談するといいでしょう。親切に教えてくれます。

終章

患者と家族の人に
むけて

ここまでお読みいただき、ありがとうございます。

「詳しすぎます」、そう思われたかもしれません。

「いやあ、難しい」と、思われたかもしれません。

　医師が使う医学用語を文中であえて使用したのは、その意味を適確に伝えたいためで、内容も詳しすぎたかもしれませんが、これでもまだまだ不充分と感じています。

　その理由がいくつかあります。

1. 主治医は患者のあなた自身です

　まず、関節リウマチを治すのは、専門医や看護師、理学療法士や作業療法士など、医療関係者ばかりではありません。中心にいるのは、患者のあなた自身だということが、理由の一つです。経過の長い関節リウマチ治療の主体はクスリであり、医師の指示を理解して、それをきちんと服薬したり注射したり、通院するのは、あなた自身です。そのあなたが、クスリや治療についてほとんど知らないのでは、治療の主体になることができないからです。

　本来なら診察室で、この本に書いたくらいの説明を、少なくともクスリだけでも、時間をとってするべきなのです。しかし、現在の医療制度（全体としては、けっこういい制度と思っていますが）では、そこまで医師は時間がとれません。クスリばかりではありません。新しい術式が開発されている手術にしても、どんどん使いやすくなっている装具や自助具

終章　患者と家族の人にむけて

にしても、事情は全くおなじです。だから、この本でなるべくわかりやすく、現在の新しい情報を伝えたいと思いました。

　ふたつめの理由、それはあなたに、自分の関節リウマチという病気について、医学的に正しい知識を持って欲しいからです。病気が今後どのように動いていくのか、治療方針はこうで、だから日常生活で何が必要なのかという理解です。

　具体的にいえば、いわゆる「基礎療法」を構成している

- 病気の理解
- クスリの管理
- 安静と運動
- 関節保護
- 食生活と栄養

という5分野の理解を深め、自己管理をしていって欲しいのです。

　インターネットの時代になったのは、良いことと思っていますが、これほどまで玉石混交の情報が飛び交うようになるとは思いもしませんでした。

　一方、新聞の出版広告欄にある健康書らしき書籍の広告のように、こんなことを書いていいのかとため息が出るほどの非科学的な自分勝手な主張、テレビの健康番組での呆れるようなコメント、そんな間違った情報に取り囲まれている今、主治医たる自分を正しい位置に置くには、あなたが関節リウマチという病気について、医学的に正しい知識を持つ以外にありません。

181

間違った情報は、ネットやマスコミばかりではありません。親切心からの口コミも、正しいものばかりではないのです。自分には効いたという「クスリ」についての話には、特に注意してください。その手の話は、その方にとって、たとえ正しいものであったとしても、医学的に正しさが証明されたわけではなく、あなたに「効く」かどうか全くわからないからです。

　情報の信頼性について、肩書きはほとんど意味をなしません。医学博士とか○○大学教授とかが、どれだけ誤った本を出し、テレビで話をしているのかを見聞きするたび、同業とはいえ、あまりにひどい話だと思っています。

　そんな彼らがいう「××でリウマチが治った」などの怪しげな広告に踊らされないためには、あなた自身が関節リウマチの病気の性質や治療の内容について、できるだけ知っておく必要があるのです。そのために、くどいというご批判は承知の上で、何回も書かせていただきました。

　もう一つ大切なことは、日ごろ疑問に思ったことや悩んだことを、主治医だけでなく看護師やリハビリ技師、薬剤師、医療相談員などの医療関係者に相談してほしいということです。関節リウマチがチーム医療だというのは、そのような専門家がいつもあなたの周りにいるということです。専門家の輪を上手に利用してください。

終章　患者と家族の人にむけて

2. 上手に病気とお付きあいください

　「関節リウマチとは徹底的に戦います」と言う患者には、「あまり目の敵にせず、ほどほどがいいですよ」と、話しています。けっして敗北主義ではなく、むかしは関節リウマチの病勢を鎮める効果的なクスリがほとんどなく、肩に力ばかり入っていては、強い病気に跳ね返されて、かえって逆効果になると考えていたからです。

　基本は、今も変わっていません。新しいクスリや治療法が導入され、関節リウマチの病勢を抑えることができるようになってきましたが、それでも戦うのではなく、リウマチという病気を受け入れ、しかし負けることなく、日常生活を送りながら一緒に暮らすと考えたほうがいい、と思っています。クスリが効いてくれば、いつのまにかリウマチのほうが去ってくれている、そんな時代になったのです。病気と上手に付きあってください。

　これまで経験されたように、関節リウマチという病気は、風邪のように何日かベッドに入っていたら治るものではありません。クスリが効くようになったとはいえ、治療は長期にわたります。その間も気持ちは大きくブレないで、専門医を信じ、指示を守ってください。

183

3. この病気の研究は進んでいます

　関節リウマチの研究は進んでいます。

　どのように免疫の異常が起こって、どのように関節の炎症が進んでいき、止めるにはどうすればいいか……ただ残念ながら、原因は今でもわかりません。わかってきたのは、もともと関節リウマチになりやすい遺伝的な条件を背景に、環境的要因が働きかけて発症するのではないかということです。

　遺伝が背景にあるといっても、もちろん遺伝病ではありません。一卵性双生児（すなわち同じ遺伝子を持っているふたり）で、まったく同じ環境で暮らしているのに、片方の人が発症して、もう片方は発症していないケースは、けっこうあります。だから、子どものことを心配されるのは当然ですが、必ず病気になるわけではなく、なりやすい体質くらいに考えてください。

　進行のしかたやクスリの効きかたには、ある程度、個人差があります。予後が悪いという因子も見つかっていて、その一つが、遺伝子でいうと HLA – DR というものです。昔からHLA（白血球の血液型）はリウマチと相関しているといわれていたのですが、これは、その中でも T 細胞というリンパ球に抗原を提示する分子の中で、関節リウマチになりやすいタイプの変異です。また、リウマトイド因子が陽性の人や抗シトルリン化タンパク抗体を持っている人……つまり、このよ

うな自己抗体を持っている人も、症状が進みやすいことがわかっています。だから、最初から強目の治療をして進行を抑えるというのがコンセンサスになりました。

4. さらに革命的なクスリが 開発されます

　この先、さらに革命的なクスリが開発されてくるのも、間違いのないことだと思います。実際に、わたし自身も研究を続けていて、もう少しでカタチになりそうなものもあります。ただ、そんな先の話をしてどうなのか、と思うところも正直あります。明日のクスリより今日の痛みや炎症をどう抑えるか、どうケアするかが、今を生きる患者にとっては先決であり、現在処方されているクスリをいかにうまく使うかが、ずっと重要と思うからです。

　しかし何故、将来のクスリの話をするのかといえば、患者には誰一人、現在の自身の状態を改善することを諦めてもらいたくないからです。

　世界で最初にステロイドを処方された患者は、自分の状態の変化や改善をどう感じたのでしょう。寝たきりだったのが、ベッドから降りて歩き、ダンスのステップを踏めるまでになったその時の患者や医師の表情が、ありありと脳裏に浮かびます。

　はっきりしているのは、メトトレキサートや生物学的製剤

が登場してから、患者の免疫の状態が改善され、炎症を抑え、関節の破壊を少なくして体の機能を回復する効果が以前と比べて格段に向上し、リウマチ肺や二次性アミロイドーシスなどの重い合併症を起こす割合も、確実に減ってきたことです。だから前向きに、根気よく治療を続けていってください。その努力は決して無駄になりません。

5. 寿命も延びています

これまでは「関節リウマチを発症したら、10年後には80％の患者がカラダになんらかの障害を持つようになり、死亡年齢も一般の人と比べて10年前後短い」と言われていました。現在のクスリなどの治療法の進展がなければ、この言葉はいまでもそのまま続いていたでしょう。

同じ年代の人に比べて、リウマチ患者で心筋梗塞になる人が少し多いのは事実です。欧米人に比べて日本人は心筋梗塞そのものが少ないといわれますが、この病気の患者ではそれでも多くて、がんで亡くなる人より脳梗塞や心筋梗塞で亡くなる人のほうが多いのです。

そのため、関節リウマチが動脈硬化に与える影響は、糖尿病と同じ程度と言われています。同様に、治療の副作用も含めて、感染症や動脈硬化、肺炎にかかるリスクも高くなっています。

今の高齢者はお元気で、70歳の体力は、たぶんむかしの

終章　患者と家族の人にむけて

コラム

リウマチ肺、二次性アミロイドーシス

どちらも関節リウマチの患者がなりやすい全身合併症です。

肺のほうは「リウマチ肺」といわれ、原因はよくわかっていません。免疫の異常で肺が炎症を起こし、組織に線維が増えて硬くなる間質性肺炎（肺線維症）になりやすい（患者全体の 10 ～ 30％）のです。間質性肺炎はクスリの副作用で起こることもあるので、しっかり鑑別しなければなりません。坂道で息が切れるようになり、空咳が止まらない、発熱が続く時は、主治医に相談して、肺の X 線を撮り、必要なら CT 写真を撮ってもらってください。

肺の線維化は、ゆっくり進行するタイプと、比較的早く進行するタイプがあって、それぞれ治療が異なります。ゆっくり進行していくタイプでは、特にクスリを使わずに経過をみて行くことが多いのですが、早く進行するタイプでは、メトトレキサートを服用していれば、これによる肺線維症の可能性があるので、直ちに投与を中止して、ステロイド薬や免疫抑制薬で進行を止めることが中心になります。治療には入院が必要で、呼吸が苦しいときには酸素療法も使います。

「二次性アミロイドーシス」は、関節リウマチの炎症がなかなか低下しない時、腎臓や消化器にアミロイドという異常なタンパク質が溜まって様々な症状を起こすもので、慢性の炎症が原因ですから二次性といいます。

腎臓と消化器に症状がそれぞれあって、消化器症状では嘔吐や吐き気、下痢と便秘を繰り返す交替性便通異常、下血などがあり、腎臓の症状では、蛋白尿や血尿、腎機能低下などがあります。病勢の激しいときには、心臓に沈着して不整脈や心不全、甲状腺に沈着して、機能低下症を起こすこともあります。診断では、アミロイドの沈着が疑われる組織を採って特殊染色をし、顕微鏡で見る生検が行なわれ、治療としては、生物学的製剤を使って炎症のコントロールをすることが第一です。そのあとは症状の出ている臓器に応じた治療を行ないます。

187

50歳くらいでしょう。そのように、比べるほうの寿命が伸びているから、関節リウマチ患者の寿命も伸びているにもかかわらず、総体的に関節リウマチの人の寿命が少し短くなっているといえるのかもしれません。今、外科医は90歳の患者でも手術をしますが、この病気の人の場合、70歳代後半から手術をすることにためらいが生じる、そんな感じはします。

　ちなみに、関節リウマチ患者の3大死因は、1が感染症、2が間質性肺炎などの呼吸器疾患、3がアミロイドーシスで、この3つで死因の3分の2を占めています。関節リウマチの活動性が高ければ高いほど生命予後がわるいので、病気のコントロールをしっかりすること、感染症を防ぐためにインフルエンザや肺炎球菌などの予防ワクチンの接種を心がけること、咳や高熱が出た時はすぐに主治医に相談することです。日ごろのんでいるクスリを、一時的に休薬しなくてはいけなくなる事もあるので、これは大切なことです。

　感染症が1位といっても、免疫を抑えるクスリの副作用によるものだけではありません。リウマチが進行して、運動機能が低下した結果の寝たきりや、慢性炎症による体力消耗が原因のことも多いのです。効果的な免疫抑制薬がなかった時代でも、関節リウマチ患者の死因1位は感染症でした。強力な免疫抑制作用のある現在のクスリが、感染症の原因となっていることは確かにありますが、関節リウマチの病勢を抑えて、関節機能障害を防ぐことで寝たきりになるのを予防し、感染症による死の危険を減らしている、という逆の面もある

のです。

とにかく、関節リウマチをコントロールすることが、寿命をのばし、日常生活を普通に送ることができるようにする基本です。

6. 医師たちが精神的にも支えます

関節リウマチは働き盛り世代の女性の罹患率が高く、この病気になったことで戸惑い、苦しみ、仕事や結婚などの人生設計に不安を覚える患者も多く見受けられます。

しかし、ここまで申し上げてきたように、早期発見、早期治療を行なえば、かなりの割合で寛解に進み、日常生活も不自由なく送ることができます。関節リウマチと向き合いながら仕事や家事、子育てをこなし、社会生活に積極的に参加されている女性は決して少なくありません。

生物学的製剤が普及する前の2003年と、7年後の2010年の患者の治療環境を調べたことがあります。その結果、手術を受けた患者で、痛みの強くなった人は明らかに減っていて、さらに、生物学的製剤を使った人は痛みが軽くなり、幸せだった時期を思い起こすことが増えて、将来に前向きな気持ちになっていることがわかりました。身体的な効果だけでなく、精神の健康度も向上しているのです。

それだけでなく、病気に対する無理解や偏見による「年寄りの病気でしょ」「温泉やマッサージで治るんじゃないの」

189

とか、「なまけている」「わがままだ」などという非難のコトバが大幅に減って、周囲の理解もずいぶん改善したこともわかりました。周囲の理解が進んだことで、患者の精神健康度も向上しているに違いありません。

しかしながら、日本リウマチ学会の発表データでは、関節リウマチの患者の21%に精神症状がみられ、そのうち約13%がうつになっていて、そのほかの人も精神的に不安な状態だというのも事実です。

日ごろの診察で、患者から次のような状態が感じられた時、うつを疑い、わたしは専門機関への診察を勧めます。患者のご家族の人も、よく知っておいてください。

それは、一般的なうつの症状に加えて、

- 今のカラダの状況から起こり得ない痛みを訴えている時
- 鎮痛剤をのんでも効かない、いくらクスリを替えても効果がないという時
- 睡眠剤をのんでもほとんど眠れず、昼寝をしていないのに夜眠れない、1〜2時間で目が覚めてしまうという時
- 明らかに関節リウマチとは関係のない場所が痛いといい、リウマチと関係のない症状を訴える時

です。

また、ご家族の方々にお願いします。

日によって痛む関節が違ったり、朝方は痛みで動けなかったのに夕方には元気で動いていたり、家族の人も戸惑うことがきっとあるでしょう。しかし、それが関節リウマチの特徴

で、日によって痛む関節や痛みの程度が変わります。

　患者はいつも痛みと不安に耐えています。細かい手先の仕事がうまくできず、歯がゆい気持ちでいる人も、一つの動作に時間がかかる人もいます。家族の手を借りなくてはいけないときは、申し訳ない気持ちでいっぱいになっています。そんな気持ちを汲み取って、優しく接してあげてください。

　筋力低下の防止や関節機能の維持のため、自分でできる範囲のことは、自分でできるようにしたいと思っています。患者が言うまで、手を貸さず、見守ってあげてください。

7. 治療を続ければ、生涯の医療費は 抑えられます

　不安になる一つの要因が治療費です。

　高額のクスリ代の他に、毎月の検査日や通院のための交通費もバカになりません。それが長期間、続くのですから、不安になるのは当然です。

　しかも患者に多い30〜50歳代は、こどもの教育費などの出費も大きいので、みなさん、細かな支出を切り詰めて、医療費を捻出しています。日本リウマチ友の会のアンケート調査では、生物学的製剤を使っている患者の3分の1が、経済的な負担が大きいため、自身の被服費や娯楽費、美容費、交際費、食費を切り詰めている、ということでした。

　それでも、わたしは生物学的製剤を使って欲しいと思って

います。理由は一つ、寛解に持ち込みやすいからです。いろいろな調査を総合すると、関節リウマチの活動性が高いほど費用がかかること、日常生活が不自由なほど費用がかかること、生活の質が悪化するほど費用がかかることが明らかになっています。つまり、機能障害の程度が進むと、そのぶん、医療費は高額になるのです。

また、早期に積極的な治療をして、より良い状態を保つことは、直接費用の外来や入院など、関節リウマチの診断や治療に支払う医療費と、交通費や装具費、介護費用などの本人や家族が支払う非医療費のほか、間接費用である本人や介護者の生産性の低下による社会的損失の費用も少なくできる可能性があるのです。カラダの状態さえよければ常勤のまま働くこともできるし、家事を減らしたり、休んだりすることも必要ありません。

その意味でも、生物学的製剤の後続品であるバイオシミラーの採用は、経済的負担を軽くする意味で、考慮の余地がありますし、いろいろと用意されている支援制度は、早めに手続きをして、積極的に利用して下さい。各種医療保険制度による高額療養費制度、傷病手当金制度、治療用装具支給制度、特定疾患治療研究事業による一部公費負担があります。一度調べて、受けることができる支援について把握しておくことが大切になります。

山本 一彦

終わりにあたって

　いま、山本一彦先生は東京大学から理化学研究所に移られ、そこでマウスだけでなく、ヒトの免疫システムそのものを解明する研究を続けているとおっしゃっていました。

　治療とは、直接は関係がないので、本文では割愛しましたが、そのあたりのことを少し書かせていただきます。

　私の質問は「関節リウマチは予防できないのでしょうか」ということで、山本先生の返事は次のようでした。

　「リウマトイド因子などは生まれつきではなくて、後からできますから、できないようにすれば、予防も可能かもしれません。そこで、重要とされているのがシトルリン化タンパク抗体です。シトルリン化はもともと炎症があると起きやすく、そこで最初に注目されていたのがタバコです。

　スウェーデンの著名な研究者が、タバコを吸っている人、吸わない人の肺から気管支鏡でマクロファージ（白血球の一種の食細胞）をそれぞれ採取しました。すると、タバコを吸っている人からシトルリン化したタンパクがみつかりました。つまりタバコを吸うと、肺の中に慢性的な炎症が起きて、シトルリン化したタンパクができる。そんな慢性的に炎症がある環境では、それに対する自己抗体ができやすい、これがリウマチの原因の一つじゃないのか、というわけです。

　ただ、誰しも思うことですが、タバコを吸う人は圧倒的に

193

男性が多い。もちろん受動喫煙もあるでしょうが、関節リウマチは女性に多い疾病ですから、ほかにも要因がある筈です。そこで注目されたのが歯周病です。

歯周病も慢性的な炎症です。この慢性的な歯周病を起こすのはジンジバリス菌で、現在、わかっている範囲では、このジンジバリス菌だけがシトルリン化させる酵素を持っているのです。つまり、歯周病になると、増えたジンジバリス菌の持っている酵素が、細菌中のタンパクと人のタンパクの両方をシトルリン化してしまう、つまり、口の中で喫煙者の肺と同じことが起こってしまうのです。

実際、このような慢性的な炎症を持っている人は、発症前からシトルリン化抗体ができています。その抗体を持っている人が1.5～1.8％いて、そのうちの半分くらいに関節リウマチを発症する可能性があるのです。

そのような人がどこかにぶつけて関節に炎症が起これば、普通の人なら一過性ですが、関節の中のタンパクがシトルリン化してしまいます。このシトルリン化タンパクに対する抗体は、悪いことに交差反応（ある抗体が、その抗体の産生反応を引き起こした原因である抗原以外の似た別の抗原に結合すること）しやすく、最初は肺や口の中のタンパクに対する抗体だったのに、関節のタンパクにも反応して、その人の関節にも炎症が起こると、タンパクは敵だということでやっつけてしまい、炎症が関節に限局（病的変化が、狭い範囲内に限られていること）してしまうのです。

ヨーロッパの研究者たちは、この仮説で関節リウマチが説明できると考えています。つまり、この考え方だとタバコを吸わないこと、歯周病を治すことが予防につながる、というわけです」

　そこで先生の研究に移ります。

　「シトルリン化タンパク酵素を PAD といいます。これには 1、2、3、4、6 という5種類のタンパクがあり、そのうちのどれがリウマチに関与しているのか、長い間わかりませんでしたが、私たちのグループで、4が深く関与していることを証明しました。PAD4ですね。これが2003年のことです。

　つまり、PAD4を抑えるクスリをのめばいい、PAD4ができないマウスを作ってもピンピンしていますから、人間がPAD4を抑えるクスリをのんでも、おそらく大丈夫のはずです。この抑えるクスリで、関節炎が改善されるのではないか、また、血液中にシトルリン化タンパク酵素を持っている人も、このクスリをのめば、発症が予防できるのではないか、と考えています。理化学研究所でも、PAD4だけ抑える特異的な酵素の阻害薬の研究を続けています」

　革命という名にふさわしい急激な医療の進歩が、関節リウマチの世界では、現実のものとなってきました。

　もしかすると、これでもまだ序の口に過ぎないかもしれないと、山本先生のお話をお聞きして思ったことでした。

尾形 道夫

山本一彦（やまもと かずひこ）
国立研究開発法人
理化学研究所・生命医科学研究センター副センター長
東京大学名誉教授
1925年生まれ。1977年東京大学医学部医学科卒業。1982年ドイツ癌センター免疫遺伝学研究所に留学（〜85年）。帰国後、東京大学、聖マリアンナ医科大学、九州大学を経て、1977年東京大学大学院医学系研究科内科内科学専攻アレルギー・リウマチ学教授（2017年3月まで）、また2000年4月から理化学研究所遺伝子遺伝子多型研究センター（現、生命医科学研究所センター）チームリーダーを兼任。2017年4月から生命医科学研究センター副センター長（自己免疫疾患研究チームリーダー兼任）。2017年紫綬褒章受章。

インタヴュー・構成
尾形道夫（おがた みちお）

フリージャーナリスト。1972年早稲田大学第一政治経済学部卒業後、暮しの手帖社に入社、42年間勤務する。その間、第3代暮しの手帖編集長にも。モットーは花森安治譲りの「難しいことはやさしく、やさしいことは面白く」。医療畑ばかりでなく、食の安全など、様々な分野に取り組んでいる。

シリーズ
専門医に聞く
「新しい治療とクスリ」
5. 関節リウマチ

2019年7月 5日　初版第1刷印刷
2019年7月10日　初版第1刷発行

国立研究開発法人
理化学研究所・生命医科学研究センター
副センター長
山本一彦
インタヴュー・構成　尾形道夫

発行者 森下紀夫
発行所 論創社
東京都千代田区神田神保町2-23 北井ビル
tel.03（3264）5254　fax. 03（3264）5232
web.http://www.ronso.co.jp/
振替口座 00160-1-155266

編集 LLP ブックエンド（中村文孝・北村正之）
図書設計　吉原順一
印刷・製本 中央精版印刷
ISBN 978-4-8460-1841-2 C0047